KB112135

기억력 회복과 건망증 탈출

❹

기억력 회복과 건망증 탈출 ❹

발행일 2023년 2월 3일

지은이 박우동
펴낸이 손형국
펴낸곳 (주)북랩
편집인 선일영
디자인 이현수, 김민하, 김영주, 안유경
마케팅 김회란, 박진관
편집 정두철, 배진용, 김현아, 윤용민, 김가람, 김부경
제작 박기성, 황동현, 구성우, 권태련
출판등록 2004. 12. 1(제2012-000051호)
주소 서울특별시 금천구 가산디지털 1로 168, 우림라이온스밸리 B동 B113~114호, C동 B101호
홈페이지 www.book.co.kr
전화번호 (02)2026-5777
팩스 (02)3159-9637

ISBN 979-11-6836-708-1 14510 (종이책)
979-11-6836-709-8 15510 (전자책)
979-11-6836-700-5 14510 (세트)

4

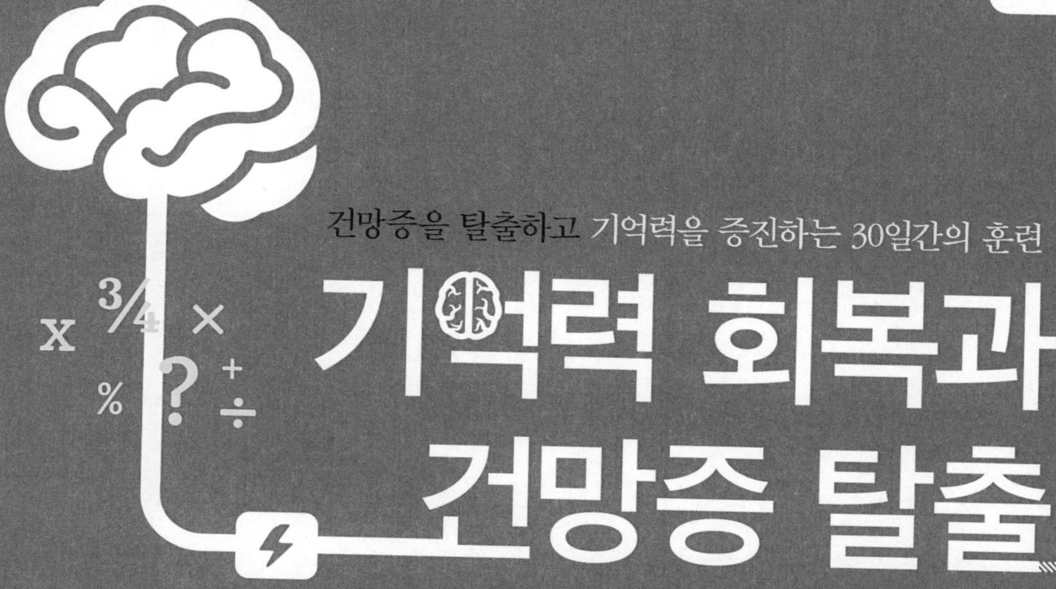

건망증을 탈출하고 기억력을 증진하는 30일간의 훈련

기억력 회복과 건망증 탈출

박우동 지음

노화 현상의 하나지만 방치하면 치매로 이어질 수도 있는 뇌질환 기억력 감퇴.

계속 훈련하면 정상인은 기억력이 20%까지 개선될 수 있고,
경인지 장애 환자들은 열에 아홉이 향상된다.

북랩

서문

학습은 새로운 지식과 행동을 습득하는 과정이고 기억은 습득된 지식이 저장되고 인출되는 과정이다. 학습 없는 기억, 기억 없는 학습은 상상하기 힘들다. 두 과정의 역동적인 관계를 통하여 인지가 작동하는 것이다.

인간의 기억은 마음의 바탕이다. 기억이 없다면 마음이 존재하기 어렵다. 인지의 핵심은 기억이다. 기억이 없으면 마음, 인지가 제대로 작동할 수 없다. 프로그램이 들어가 있는 메모리가 없다면 컴퓨터가 작동할 수 없듯이, 기억이 없으면 매일 보는 사람의 얼굴도 알아볼 수 없게 될 것이고 과거도, 현재도 없다. 우리 자신이 누구라는 사실도 모른 채로 살아가게 될 것이며, 기초적인 일상생활을 유지할 수도 없다.

기억의 기능적 구조는 다음과 같이 나누어 볼 수 있다. 순간적으로 대상을 감각적으로 기억하는 감각 기억, 주어진 자극에 대해서 짧은 기간 동안 주의를 기울여 부호화하며 유지하는 단기 기억, 또는 그러한 작업을 수행한 작업 기억, 그리고 오랫동안 저장하고 있는 장기 기억 등으로 나누어 볼 수가 있다.

이러한 기억 체계들은 창고 같은 실체가 아니라 일종의 기능적 단위이다.

기억 과정은 부호화 과정, 저장 과정, 인출 과정으로 나누어진다.

부호화는 외부에서 들어오는 자극의 내용을 정보화해서 기억에 넣는 과정이고, 뇌에서 정보를 처리할 수 있는 기호(상징) 형태로 바꿔 주는 것이 부호화이다.

저장 과정은 정보를 계속 보류해서 유지하는 것이고 저장은 입력 자극에 대하여 부호화 처리된 정보를 표상으로 기억에 담아 두는 것을 지칭한다. 어떤 기억 저장고에 사진을 저장하듯이 저장한다기보다는 기억 관련 여러 신경 단위들 사이의 연결 강도 등의 전체적 패턴의 변화 형태로 저장된다고 볼 수 있다.

인지 심리학에서는 기억의 저장을 부호화 처리의 함수로 보아서 저장 과정을 별도로 다루지 않고 부호화 과정, 인출 과정으로 논의한다. 인출 과정은 정보를 꺼내는 것(상기)이다.

1. 기억은 개선할 수 있다

기억에 문제가 있거나 장애가 있는 것은 기억에 관련된 기관이 파손되거나 손상된 경우를 제외하고는 부호화 과정과 인출 과정의 오류나 부호화 과정이나 인출 과정이 제대로 작동하지 못해서 일어나는 경우가 대부분이다. 우리가 기구를 한동안 사용하지 않다가 다시 사용할 때는 사용 방법을 까먹을 수도 있고, 기억하더라도 서툴 수 있다. 그러나 다시 몇 번 사용하다 보면 원래대로 능숙해질 수 있다.

부호화 과정 및 인출 과정도 계속해서 부호화하고 인출하면 그렇지 않은 경우보다는 더 원활하게 작동된다고 볼 수 있다. 그래서 연구 결과들은 사무직에 종사하는 사람은 그렇지 않은 사람보다 기억력이 더 높은 것(기억의 감퇴가 더 적은 것)으로 나타난다.

본서는 계산 문제, 추리 문제, 암기 문제의 연습을 계속하도록 하여 부호화하고 인출하는 과정을 반복하게 해서 그 과정들이 제대로 원활하게 작동되게 한다. 원활하게 작동한다면 부호화하고 인출(상기)하는 데 지장이 없는 것으로 이는 곧 기억력이 개선되고 향상된 것이며, 건망증에서 탈출하는 것이다.

연구 결과에 따르면 이러한 연습을 통해서 정상인의 경우에도 20%까지 기억력이 올라간 경우도 있다. 또한 경인지 장애가 의심되는 고령자를 대상으로 6개월간 연습을 실시한 결과, 90% 이상의 사람이 정상치로 복귀되거나 향상된 경우도 있다.

경인지 장애가 의심되는 고령자의 경우는 방치할 경우 치매로 가는 경우가 흔한 만큼, 이러한 연습들은 의미하는 바가 크다고 할 수 있다. 물론 이러한 연습들로 치매 환자의 뇌 기능 개선에 성공한 예도 있다.

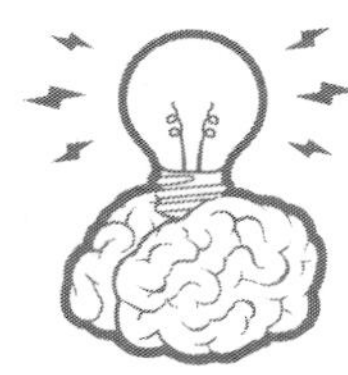

2. 어떤 사람들에게 이 책이 도움이 되며, 건망증 탈출과 어떤 관계가 있는가?

기본적으로는 누구에게나 기억을 개선하고 향상시키는 데 도움이 되겠지만, 특히 다음과 같은 경우는 더 권하고자 한다.

어느 날 갑자기 전에 알고 있던 사람의 이름이 잘 생각나지 않는 경우.
물건을 잃어버리거나 물건 둔 곳을 몰라서 종종 헤매는 경우.
하고 싶은 말이 입가에 맴돌면서 잘 떠오르지 않는 경우.
전에는 잘 쓰던 한자가 제대로 쓰기 힘들어진 경우.
기억력을 높이고, 치매를 미리 예방하기를 원하는 경우.
건망증에서 탈출하기를 원하는 경우.

건망증이란: 어떤 사건이나 사실을 기억하는 속도가 느려지거나 일시적으로 기억하지 못하는 기억 장애의 한 증상이다. 곧 부호화와 인출(상기) 과정이 원활하지 못함을 말한다. 대부분 인출(상기)실패가 원인이다.

대부분 인출 실패가 원인이기 때문에 건망증에서는 단서(힌트)가 주어지거나 시간이 지난 후 다시 떠오른다. 이 점이 치매하고는 다른 점이다. 그래서 사람들은 치매와 건망증은 다르다는 점에 주목하기 쉽다. 그렇게 되면 건망증이 오더라도 방치하기 쉽다. 건망증이라고 해서 방치해서 안 되는 이유는 노화가 진행되면서 건망증의 정도가 심해지면 치매를 유발할 수 있는 원인으로 작용할 수도 있기 때문이다.

또한 치매의 초기 증상과 건망증에서 나타나는 증상이 유사한 점이 많기 때문에 이를 구별하기도 힘들 뿐더러 굳이 건망증으로 치부하고 방치할 이유는 없다.

건망증 치료는 기억력을 개선하고 향상시키는(부호화와 인출 과정을 원활히 하는) 것이다. 따라서 이 책을 꾸준히 이용해서 건망증에서 탈출하고, 생활 속에서 건망증이 다시 오지 않도록 뇌 건강을 도모하는 방법이 최선이다. 이 책이 건망증 탈출에 절대적으로 도움이 되고 최선의 예방책이 될 것이다.

3. 왜 포기하는가?

지금까지 과학자들은 사람이 성인기에 접어들면 새로운 뇌세포 생성이 멈춘다고 믿어 왔다. 그래서 대부분의 사람은 '이 나이에 기억 개선이 되겠는가?' 하고 포기할 수도 있다. 하지만 1998년에 사람의 해마에서 새로 생겨난 뇌세포가 발견되었다. 21세기인 지금에 와서는 나이가 증가해도 그 누구의 뇌라 하더라도 새로운 신경 세포가 생겨난다고 본다. 따라서 나이에 상관없이 몇 살이 되어도 새로운 것에 흥미를 느끼고 학습하고 즐길 수 있다. 기억을 개선하기 위해서는 무엇보다 희망을 품고 포기하지 않고 노력하는 것이 중요하다.

더욱이 "머리를 쓰면 쓸수록 좋아진다." 라는 말은 사실이다. 하나의 뉴런에는 수만 개의 시냅스가 딸려 있다. 사람이 새로운 것을 경험한다든지, 새로운 이야기를 듣는다든지, 문제를 푼다든지 하면 새로운 수상 돌기나 시냅스가 가지치기해서 다른 뉴런과 연결되어 새로운 회로를 만든다.

이렇게 해서 새로운 회로가 점점 만들어지면 과거의 기억과 새로운 기억이 연결되고 새로운 정보의 흐름이 완성된다. 이렇게 해서 뇌는 활발하게 움직이고 새로운 회로가 생기며 새로운 뉴런도 증가한다. 이것이 "머리를 쓰면 쓸수록 좋아진다." 라고 하는 현상의 구체적 이유이다. 역으로 머리를 쓰지 않으면 시냅스도 뉴런도 줄어든다. 어떤 부위의 뉴런이나 시냅스가 없어지면 거기서 전달되는 정보나 기억이 없어지는 현상이 일어난다. 다시 말해서 뇌의 신경 세포가 늘어나고 시냅스도 늘어나 정보 전달 회로가 늘어난다는 것은 머리가 좋아진다는 것이다.

포기할 이유가 전혀 없다(용어가 생소하다면 "치매 완전 정복"(북랩 출판사)의 1장 생물학적 기초를 참조하면 이해에 도움이 될 것입니다).

4. 바둑, 화투, 게임은 기억에 어떤 영향을 미치고, 기억개선 노력은 치매의 예방에 왜 중요한가?

바둑을 두고 화투 놀이를 하며 게임을 하는 것은 기억력 유지에 다소 도움이 된다고 할 수 있다. 하지만 돈내기를 하는 순간 코르티손(cortisone)이라는 스트레스 호르몬

수치가 높아져서 오히려 뇌 건강을 해치게 된다. 화투 놀이를 하고 바둑을 두는 것은 기억력유지에는 다소 도움이 되지만 자극의 강도가 미약하여 기억력을 향상시키기에는 매우 약하다. 더욱이 나이가 들어가면 신체적 노화의 속도는 빨라지고, 이와 더불어 진행되는 기억력 감퇴는 늘어나기 때문에 이를 완전히 차단하기에는 역부족이다. 특히 치매의 경우에는 신체적 노화와 같이 뇌 신경 세포의 감소가 일어난다. 기억력 감퇴를 완전히 차단하고 뇌 신경 세포의 감소를 방지하기 위해서는 보다 높은 강도의 적절한 자극과 조화로운 균형이 필요하다. 계산 문제, 추리 문제, 암기 문제로 구성되어 있는 이 책의 인지 활성화 프로그램은 이를 충족하고 있다. 기억력 회복과 건망증 탈출 한 권당 30일 분량으로 4권까지 합하면 120일 분량이다. 적어도 3일에 1일 분량을 하는 것이 기억력 감퇴나 치매를 예방하는 데 절대적 도움이 될 것이다. 기억력 향상이나 치매의 회복을 위해서는 2일에 1일 분량 이상 하는 것을 권한다.

치매의 경우는 이 점에 유의해야 한다.

치매는 기억에 이상을 느끼고서 빠르면 4-5년, 길면 거의 20년을 경과해서 발병한다. "매우 천천히 진행된다는 인식"이 무엇보다 중요하다. 중앙치매센터의 발표에 의하면 60세-64세의 치매 발병률은 2.7%이지만 85세 이상 치매 발병률은 33.7%이다. 치매가 발병하기 까지는 오랜 기간이 소요된다는 것을 뒷받침하고 있다.

이와 같이 치매는 매우 느리게 진행되기 때문에 평소에는 이를 인식하지 못하고 소홀히 하는 것이 일반적이다. 따라서 치매는 느리게 진행된다는 인식을 늘 가지고서 기억에 이상을 느낀다면, 대수롭지 않게 생각해서는 안 되고, 그때부터는 경각심을 갖고 **꾸준히** 관리를 해 나가야 한다.

그러므로 신경 세포의 감소를 방지하기 위해서 인지 활성화 프로그램을 지속적으로 해 나아가는 것이 절대적으로 필요하다. 인지 활성화 프로그램을 계속해 나간다는 것은 뇌의 신경 세포(뉴런)을 늘어나게 하는 것만이 아니고, 시냅스도 늘어나게 해 정보 전달용 회로를 늘어나게 하는 만큼 이는 치매의 발병을 예방(신경 세포의 감소를 막는 것)하는 것만이 아니고, 치매에서 **회복시키는** 데에도 매우 도움이 된다. 물론 기억력 향상에는 절대적 도움이 된다. 연구 결과들이 이를 뒷받침하고 있을 뿐더러 기억이나 치매 전문가들이 기억과 치매에 대해서 이야기할 때 대부분 수학 문제 풀이를 꾸준히 하도록 권하는 이유이기도 하다.

5. 균형 잡힌 식단과 충분한 수면은 뇌 건강에 중요한 요소다!

뇌가 정상적으로 기능하기 위해서는 균형 잡힌 영양소의 공급과 충분한 수면, 적당한 운동이 필요하다.

포화 지방과 트랜스 지방은 뇌에 좋지 않으니 트랜스 지방이 들어 있는 가공식품은 가급적 줄이는 것이 현명하다. 하지만 견과류, 등 푸른 생선, 식물성 기름 등에서 얻을 수 있는 불포화 지방은 기억력을 오래 유지하는 데에 도움이 된다. 술을 마시는 사람과 마시지 않는 사람을 비교해서 알코올이 치매에 미치는 영향을 조사한 최근 연구에서는 적당량의 술을 마신 사람이 술을 마시지 않은 사람보다 알츠하이머병에 걸릴 확률이 낮다는 연구 결과가 나왔다. 이유는 밝혀지지 않았지만, 알코올 섭취가 해마에서 분비되는 신경 전달 물질인 아세틸콜린(acetylcholine)을 자극한다고 볼 수 있다. 영양소, 수면, 운동, 인지 활성화는 치매와 밀접한 관련이 있다. 관련성에 대해서는 "치매완전정복"(북랩 출판사)에서 다루고 있다.

6. 이 책은 어떻게 구성되어 있나?

이 책은 계산 문제, 추리 문제(숫자 퍼즐), 암기 문제로 구성되어 있다. 1권에서 2. 3권을 거처 4권까지 자극의 수준을 조절해서 적절한 자극과 조화로운 균형을 기하고 있다.

기능 검사(speed check)가 연습 시작 전과 6회(일)의 연습 후에 배치되어 있다.

연습을 시작하기 전에 한 번 시행하고 그다음에는 6회가 끝나기 전에 하지 말고 반드시 6회가 끝날 때마다 시행해야 한다.

기능 검사 시에는 초까지 잴 수 있는 시계나 스톱워치를 준비해서 걸린 시간을 재서 기록하고 그 기록을 권말 기록란에 다시 기록해서 그래프로 그려 보면 1개월 동안 얼마만큼 변화가 생겼는지 스스로 파악할 수 있다.

계산 문제, 추리 문제(숫자 퍼즐), 암기 문제를 푸는 동안에는 굳이 시간을 재지 않아도 무방하다. 결과가 기능 검사에 반영되기 때문이다.

초기에는 뇌 기능 향상이 빠르게 일어나다가 중간에 침체기(잠재적 준비기)를 겪는 경우도 있다. 그러나 실망하지 말고 꾸준히 계속하다 보면 어느 날 갑자기 다시 비약하는 경우를 볼 수 있다.

7. 책의 사용 방법

1) 기능 검사(speed check)

기능 검사는 **[숫자 읽기]**, **[색채 읽기]**, **[숫자 계산]**으로 구성되어 있다.

[숫자 읽기]는 숫자를 숫자(4-사, 5-오, 7-칠, 3-삼, 8-팔)로 소리 내어 읽고 걸린 시간을 기록한다.

[색채 읽기]는 숫자로 읽지 말고 색채(5-빨강, 6-파랑, 7-노랑, 4-빨강, 7-빨강, 8-검정, 6-초록, 4-보라)로 읽고 걸린 시간을 기록한다.

[숫자 계산]은 이웃(옆)한 숫자와 숫자를 더해서 십 자릿수는 제외하고 한 자릿수만(4+7이면 11이지만 1만 표기, 8+9는 17이지만 7만 표기) 숫자 사이사이에 기록하고 마지막까지 끝내고서 그 시간을 기록한다.

예 3 8 9 5 3 7 8의 경우, 3과 8 사이에 1을, 8과 9 사이에 7을, 9와 5 사이에 4를, 5와 3 사이에 8을, 3과 7 사이에 0을, 7과 8 사이에 5를… 하는 식으로 이와 같이 기록해 간다.

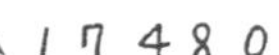

1 7 4 8 0

3 8 9 5 3 7 8 7 9 6 4 8 7 5 8 9 4 3 9 4 6 7 4 6 7 1 7 4 8 0 5 5 6 5 7 5 8 4
7 6 8 7 3 8 5 9 3 7 8 6 8 6 4 8 7 5 4 3 9 4 5 9 4 6 8 4 9 5 7 7 8 5 3 6 9 5
7 6 4 4 6 9 3 5 6 4

2) 계산 문제

계산 문제는 숫자와 기호(+, -, ×, ÷)로 이루어져 있고 나머지가 없는 만큼 정수나 기호로 기록하면 된다. 계산 문제의 정답은 권말에 제시되어 있다.

3) 추리 문제(숫자 퍼즐)

4권에서는 6개 칸과 9개 칸으로 구성되어 있다.

6개 칸의 경우는 1, 2, 3, 4, 5, 6의 숫자를 가로, 세로로 중복되지 않게 순서에 상관없이 공란에 기입한다.

9개 칸의 경우에는 1부터 9까지 아홉 개의 숫자 중에서 맞는 숫자를 기입한다. 가로든, 세로든 두 개의 공란부터 해결해 가면 끝까지 할 수 있다.

바로 다음 페이지에 해답이 제시되어 있다.

4) 암기 문제

제시된 단어(27개 단어)를 4권에서는 3분간 외운 다음 종이로 가리고 기록란에 생각나는 단어를 전부 5분 이내에 기록한다.

기억력 회복과 건망증 탈출

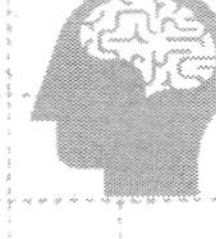

목 차

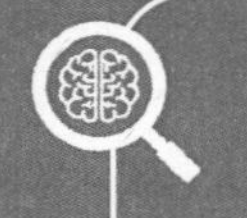

기능 검사

Speed Check–1회

☑ 숫자 읽기

아래 숫자를 숫자(예 4-사, 9-구, 3-삼, 6-육과 같이)로 끝까지 소리 내어 읽고 걸린 시간을 기록한다. [분 초]

8 4 9 3 6 7 9 5 7 3 6 4 7 8 5 6 4 3 6 4 9
6 7 4 8 4 6 9 3 5 6 4 5 8 4 5 4 7 9 8 4 9
6 3 7 3 9 6 8 5 4 7 9 3 6 8 3 4 5 8 5 8 5
4 7 8 3 6 5 4 6 7 6 9 3 5 8 7 6 8 3 4 8 6
9 4 6 7 8 3 6 9 7 6 3 9 6 8 9 5 7 9 5 3 4
7 6 9 7 9 5 7 8 4 7 6 3 9 8 4 9 7 6 3 8 5
4 6 7 9 5 8 4 7 8 5 3 9 5 7 5 8 6 4 7 9 4
6 5 7 8 6 3 8 3 5 6 8 3 7 6 3 8 3 6 8 5 9
6 5 7 6 8 3 8 5 9 3 7 9 4 8 7 3 5 8 6 7 9
4 7 8 6 5 3 7 8 6 3 8 4 7 6 9 7 3 5 6 8 3
5 9 3 5 4 7 5 8 9 4 8 6 3 2 6 8 3 7 5 3 8
4 5 8 6 5 7 9 5 6 9 4 6 9 4 5 3 4 7 8 3 7
8 7 5 8 3 4 7 3 5 4 3 6 7 3 8 5 6 2 5 8 7
9 5 9 4 7 8 9 5 3 7 4 2 6 4 9 6 8 3 5 7 8

☑ 색채 읽기

위 숫자를 숫자로 읽지 않고 색채(예 5-빨강, 6-파랑, 4-노랑, 7-빨강, 8-검정, 6-초록, 4-보라와 같이)로 소리 내어 읽는다. [분 초]

☑ 숫자 계산

숫자를 더해서 십 자리는 제하고 한 자릿수만 적는다. 예를 들어 9와 6을 더하면 15이지만 10은 제하고 5만, 6과 8을 더하면 14이지만 4만, 8과 3은 1을, 3과 7은 0을 숫자와 숫자 사이에 적는다(7. **책의 사용 방법 설명 참조**). 끝까지 한 다음 걸린 시간을 기록한다.

[　　분　　초]

7 5 4 8 4 7 6 3 8 6 7 9 4 9 7 5 6 7 9 5 6 3 8 7
9 5 4 7 3 5 8 7 4 6 3 9 8 5 3 6 5 9 3 5 7 9 5 7
3 6 4 7 6 8 4 5 8 5 7 9 6 7 3 4 6 5 8 2 7 4 5 6
5 3 9 4 6 8 3 7 9 6 9 3 7 8 7 6 5 8 7 5 6 8 4 5
8 3 8 6 7 9 5 7 9 6 3 7 4 9 5 4 6 7 9 4 3 7 4 4
9 6 2 8 3 7 5 7 6 9 3 5 7 6 9 8 3 5 6 8 7 3 8 7
3 9 5 3 4 9 5 7 4 7 8 3 9 8 7 6 8 3 7 6 4 9 5 8
5 6 5 8 4 9 3 5 4 8 3 7 9 4 7 9 4 8 3 8 5 7 9 5
3 8 5 7 9 4 5 4 9 3 4 2 6 7 5 8 9 8 5 6 5 8 6 8
3 7 5 4 9 3 5 4 5 8 6 9 3 5 6 4 7 8 4 6 5 4 5 8
3 7 8 9 5 6 5 6 4 7 8 5 4 8 6 4 5 3 8 7 8 3 8 5
8 9 7 6 3 4 8 9 7 6 8 5 7 8 9 8 3 7 8 7 6 5 9 6
4 6 9 3 4 7 9 3 4 6 7 4 6 3 8 7 4 6 3 5 8 6 3 7
5 9 8 6 5 7 9 5 6 4 9 8 7 6 5 9 6 8 3 7 8 9 4 6
9 3 4 3 7 5 8 6 5 4 9 6 3 7 5 6 9 7 6 4 8 6 7 5
7 9 8 3 8 6 5 3 7 4 8 3 7 5 6 5 9 3 6 5 7 8 5 3
8 4 9 7 5 4 9 3 7 2 8 4 7 4 5 3 8 5 7 9 5 4 6 3
8 5 2 6 3 9 5 7 3 5 8 9 4 8 3 7 8 6 9 6 9 8 6

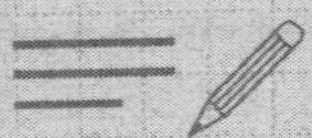

적합한 숫자나 기호(+, -, ×, ÷)를 (   ) 안에 넣으시오.

6+12+6=(   )

12(   )4+4=7

9÷3+12=(   )

12×4-18=(   )

13×2+4=(   )

15×2+7=(   )

13+4(   )8=9

2×12+5=(   )

16÷2(   )6=14

16÷4+9=(   )

16+5-2=(   )

7×3+16=(   )

9+12-8=(   )

8(   )2-14=2

12×2-11=(   )

2(   )12-16=8

2×13+14=(   )

6+12-13=(   )

19-4-12=(   )

18(   )3-4=2

5×6-14=(   )

16(   )2+17=25

9+6+18=(   )

18÷2+11=(   )

27-12+8=(   )

14(   )2-14=14

21(   )3+13=20

21-8+11=(   )

7+12+16=(   )

16÷2+12=(   )

12÷4+17=(   )

11×3-13=(   )

9+12-16=(   )

7+18(   )19=6

6+12-16=(   )

9+12-14=(   )

13×2-16=(   )

13+12-7=(   )

18-9+17=(   )

12+11+3=(   )

21-15+7=(   )

12×3+12=(   )

8+3×4-16=(   )

8÷4+4×3-12=(   )

20-12÷4-7=(   )

28÷7+5+12=(   )

7×3÷3+21=(   )

11×2×2-24=(   )

32-4×4+8=(   )

3×6-3×4+6=(   )

7+16÷2-4=(   )

12×2-8-7=(   )

11×3+18÷3=(   )

45÷5×2-12=(   )

월 일

( )÷2=2×4
3×3=( )÷3
12-6=( )÷3
( )÷4=12÷2
12+( )=14+5
( )÷4=2+2
( )+15=4×6
17+( )=6×4
( )÷3=11-7
12+6=( )+4
12-7=( )÷3
8×3=16+( )
6÷2=( )÷5
3×9=16+( )

12-9=( )÷4
6÷2=( )÷6
( )÷4=12-9
( )÷6=12÷3
16+9=14( )11
13+6=( )-2
18-( )=6+7
12+( )=25-4
19( )4=8+7
12( )5=5+12
7( )3=15+6
18( )2=15-6
( )-4=15-4
25-5=5+( )

3×3+14=12+( )
18-14=( )÷5+2
14-2=15÷3+( )
27÷3=( )÷6+6
18÷3+( )=17-4
6×( )+5=16+7
12+9=17+7-( )
22-3=8( )2+3
6+14=9( )11
14+( )=19-3
( )+4=12+5
7×4=14+( )
16+( )=3×8
13+( )=6+16

3×4+21=19+( )
4×3×2+14=14+( )
42÷6+2×3=( )
21÷3+5=7+( )
12×3+12÷3=( )
6+21÷3+2×2=( )

6×3-12=24-( )
18÷3×2+16=( )
21÷3+2×12=18+( )
16÷4+13=26-( )
36÷4×3+11=( )
3×6-18÷3+6=( )

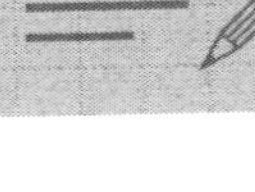

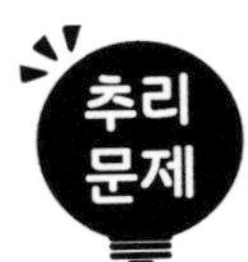

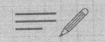

6개 칸은 1부터 6까지, 9개 칸은 1부터 9까지 가로, 세로 중복되지 않게 순서에 상관없이 공란에 기입한다.

1	5		6		4
		1			
				3	5
	2	6		5	
		2	5		3
3	1			4	

5	3				
	6			1	5
6			2	5	
3	1				6
		2		6	
	2		6		1

	6		1		2
		6		1	
	4			3	
4		5	2		3
	3				5
2		3		4	

6		5		9		8		7
2		1	8		9	4		
	4	8		3	7		5	1
5	9		2	8		7	1	
8		7	5		6	1		9
	8	3			2		9	5
	2		4	1		9	3	
1		9		4		3		2
3		2	9		1		8	4

5	1		8		3	7		6
	6	9		7	8		5	2
8		7		5		1		
	7		5		9		6	3
4		3		1	2			5
3	8		6	9		5	7	
		5	9		4	8		
9		8		6	7		4	1
7	3		1	4		9	2	8

6		5		4	2
3	6		4		
			2	5	
	2				1
2			3		
	1			2	6

1	4			6	
		5	2		6
	3	1			
3	6			2	
5			3		
	5		6		4

4		5	1		
			3		2
	1	4			5
			4	6	
5		6		4	
	6		5		4

6		9	5		4		1	7
2	7		1	8		4	6	
		8		2	3	7		
7		1	6		5		2	8
	9	7		1			8	5
9			8		7	2		1
		2		5	6		3	
3	8		2	9		5	7	4
1	6		9		8	3		2

5		4		8		7		6
2		1	8		9		7	3
	8		1	7		6	9	
6		5			4			7
	7	2		6	1		8	
8	3		5	2		1	4	9
7		6	4		5	9		
	5	9		4	8		6	2
9	4		6	3		2	5	

해답은 다음 페이지에 있습니다.

추리문제 해답

◀ 18페이지 해답

1	5	3	6	2	4
5	3	1	4	6	2
2	6	4	1	3	5
4	2	6	3	5	1
6	4	2	5	1	3
3	1	5	2	4	6

5	3	6	1	4	2
2	6	3	4	1	5
6	4	1	2	5	3
3	1	4	5	2	6
1	5	2	3	6	4
4	2	5	6	3	1

3	6	4	1	5	2
5	2	6	3	1	4
1	4	2	5	3	6
4	1	5	2	6	3
6	3	1	4	2	5
2	5	3	6	4	1

6	1	5	3	9	4	8	2	7
2	6	1	8	5	9	4	7	3
9	4	8	6	3	7	2	5	1
5	9	4	2	8	3	7	1	6
8	3	7	5	2	6	1	4	9
4	8	3	1	7	2	6	9	5
7	2	6	4	1	5	9	3	8
1	5	9	7	4	8	3	6	2
3	7	2	9	6	1	5	8	4

5	1	4	8	2	3	7	9	6
1	6	9	4	7	8	3	5	2
8	4	7	2	5	6	1	3	9
2	7	1	5	8	9	4	6	3
4	9	3	7	1	2	6	8	5
3	8	2	6	9	1	5	7	4
6	2	5	9	3	4	8	1	7
9	5	8	3	6	7	2	4	1
7	3	6	1	4	5	9	2	8

19페이지 해답 ▶

6	3	5	1	4	2
3	6	2	4	1	5
1	4	6	2	5	3
5	2	4	6	3	1
2	5	1	3	6	4
4	1	3	5	2	6

1	4	2	5	6	3
4	1	5	2	3	6
6	3	1	4	5	2
3	6	4	1	2	5
5	2	6	3	4	1
2	5	3	6	1	4

4	2	5	1	3	6
6	4	1	3	5	2
3	1	4	6	2	5
1	5	2	4	6	3
5	3	6	2	4	1
2	6	3	5	1	4

6	2	9	5	3	4	8	1	7
2	7	5	1	8	9	4	6	3
5	1	8	4	2	3	7	9	6
7	3	1	6	4	5	9	2	8
4	9	7	3	1	2	6	8	5
9	5	3	8	6	7	2	4	1
8	4	2	7	5	6	1	3	9
3	8	6	2	9	1	5	7	4
1	6	4	9	7	8	3	5	2

5	9	4	2	8	3	7	1	6
2	6	1	8	5	9	4	7	3
4	8	3	1	7	2	6	9	5
6	1	5	3	9	4	8	2	7
3	7	2	9	6	1	5	8	4
8	3	7	5	2	6	1	4	9
7	2	6	4	1	5	9	3	8
1	5	9	7	4	8	3	6	2
9	4	8	6	3	7	2	5	1

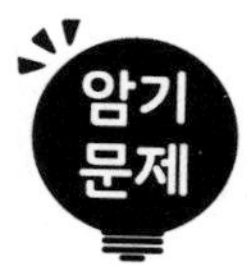

제시된 단어를 3분간 외운 다음 종이로 가리고 밑의 기록란에 순서와 관계없이 생각나는 대로 5분 이내에 적기 바랍니다.

포도 갈치 매실 가구 유언 마녀 마늘 호두 가옥 엽전
감성돔 고등어 뻐꾸기 참기름 순두부 고사리 메뚜기
재봉틀 동치미 동메달 코끼리 청첩장 칠면조 목도리
가인박명 동고동락 온고지신

기록란

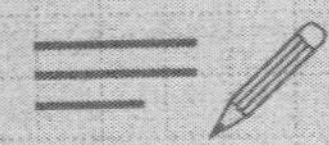

적합한 숫자나 기호(+, -, ×, ÷)를 (   ) 안에 넣으시오.

3×4+15=(   )

8+16-5=(   )

14×2+4=(   )

14(   )9+3=8

8+5+12=(   )

4×12-18=(   )

32÷8×3= (   )

18÷6+8=(   )

12(   )4+3=6

12÷3+5=(   )

4(   )5-12=8

9-8+12=(   )

16+4+6=(   )

4×6-18=(   )

18+6-18=(   )

27(   )9+12=15

18÷2+16=(   )

3(   )6-15=3

7+12-15=(   )

12+6-14=(   )

9+12+18=(   )

18(   )6+11=14

2(   )12-18=6

14+14-12=(   )

12×3-16=(   )

11(   )9+17=19

24÷4+12=(   )

13+14+13=(   )

12+12-8=(   )

36÷12+5=(   )

8(   )16-21=3

4+17-16=(   )

12×4-12=(   )

8(   )16-16=8

13×2-16=(   )

12+14-7=(   )

18÷3+14=(   )

13(   )2-21=5

12+9-14=(   )

16(   )2+12=20

9+13(   )14=8

16-6+13=(   )

8+3×9-17=(   )

2×8×2-24=(   )

24-12÷4-7=(   )

21÷7+5+12=(   )

6×3÷3+12=(   )

8÷4+4×6-14=(   )

32-4×6+8=(   )

24÷6×4-12=(   )

12+16÷2-4=(   )

11×4-8-7=(   )

12×3+18÷3=(   )

13×2-3×6+6=(   )

월 일

$8\times3=31(\quad)7$

$4\times5=(\quad)+14$

$15+7=18+(\quad)$

$4\times4=11+(\quad)$

$11-8=(\quad)\div3$

$24(\quad)8=12+4$

$12-8=(\quad)\div3$

$15-14=(\quad)\div4$

$(\quad)\div4=4+2$

$3\times(\quad)=13+5$

$21(\quad)6=8+7$

$8\times(\quad)=15+9$

$12+(\quad)=3\times7$

$24-(\quad)=14-6$

$16+(\quad)=3\times12$

$7\times(\quad)=14+7$

$21(\quad)8=6+7$

$18-6=36(\quad)3$

$15\times2=16+(\quad)$

$3\times8=(\quad)+15$

$16(\quad)4=24\div2$

$18+(\quad)=12\times2$

$8\times(\quad)=32\div2$

$21-6=(\quad)+7$

$18-6=(\quad)+5$

$12+(\quad)=18+7$

$21(\quad)3=6\times3$

$3\times(\quad)=13+8$

$17-7+(\quad)=21-4$

$2(\quad)6+8=14+6$

$17-4=2\times4+(\quad)$

$5\times(\quad)+7=6+16$

$4(\quad)7-12=2\times8$

$16-11=(\quad)\div6+3$

$17-6=(\quad)\div3+8$

$4\times4-12=(\quad)\div2$

$4\times(\quad)+12=4\times6$

$4\times2+(\quad)=18-2$

$16+(\quad)=4\times5+3$

$18-8=(\quad)\times3+4$

$4+11=13+(\quad)$

$18\div3+12=9+(\quad)$

$2\times3\times4+16=16+(\quad)$

$3\times6+11=19+(\quad)$

$5+18\div3+2\times3=(\quad)$

$24\div3+12=7+(\quad)$

$12\times3+21\div3=(\quad)$

$32\div4+12\times2=(\quad)$

$12\div3\times4+16=(\quad)$

$4\times12-12=44-(\quad)$

$11\times3-18\div6+6=(\quad)$

$28\div4+16=32-(\quad)$

$36\div4\times3+13=(\quad)$

$18\div3+2\times14=18+(\quad)$

6개 칸은 1부터 6까지, 9개 칸은 1부터 9까지 가로, 세로 중복되지 않게 순서에 상관없이 공란에 기입한다.

1			3		
	1	3			5
	3			4	
2			4		3
	2			3	
3		2	5		4

		3		2	4
3				6	
	2		1		5
2				5	
4		2	5		
		5		4	6

3	5		6		
	1		2		
1		6		2	5
					2
	4	1		3	
6		5		1	

	2	5	9		4	8		7
4				1		6		5
	5	8		6	7		4	
8	4		2			1	3	
3		2	6		1	5		4
	6	9		7	8		5	2
7	3		1	4		9	2	
2		1	5		9	4		3
5		4		2		7		6

6	1		3	9		8		7
3			9		1		8	4
	3	7		2		1	4	
7		6	4		5			8
2	6		8	5		4	7	
	4	8		3	7		5	1
5		4	2			7		6
1	5		7		8		6	
4	8			7	2		9	5

1		5		6	
	1	3			2
3				2	6
	2		1	5	
4			5		
2					5

	1		6		5
	4	1		5	
4					
		2		6	
5	3		2		1
2		3	5		

	1		6		4
1				4	
3		1	4		2
	2			3	
	6		5		
2		6		5	

9	5		7		8	3		2
6		7		1		9		8
	7	3		6	1		8	
5	1		3			8	2	
4		5	2		3	7		6
	4	9		3	7		5	1
3	8		1	7		6	9	
		8	5		6	1		9
1		2		5		4		3

8		9	3		7		4	1
5	2		9	3		8	1	
		2		8	9			3
2		3	6		1		7	4
	4			5		1	3	
		4	7		2	6		5
4		5		2	3		9	
6	3		1	4		9	2	8
9	6		4		8	3		2

해답은 다음 페이지에 있습니다.

추리 문제 해답

◀ 24페이지 해답

1	4	6	3	5	2
4	1	3	6	2	5
6	3	5	2	4	1
2	5	1	4	6	3
5	2	4	1	3	6
3	6	2	5	1	4

5	1	3	6	2	4
3	5	1	4	6	2
6	2	4	1	3	5
2	4	6	3	5	1
4	6	2	5	1	3
1	3	5	2	4	6

3	5	2	6	4	1
5	1	4	2	6	3
1	3	6	4	2	5
4	6	3	1	5	2
2	4	1	5	3	6
6	2	5	3	1	4

6	2	5	9	3	4	8	1	7
4	9	3	7	1	2	6	8	5
9	5	8	3	6	7	2	4	1
8	4	7	2	5	6	1	3	9
3	8	2	6	9	1	5	7	4
1	6	9	4	7	8	3	5	2
7	3	6	1	4	5	9	2	8
2	7	1	5	8	9	4	6	3
5	1	4	8	2	3	7	9	6

6	1	5	3	9	4	8	2	7
3	7	2	9	6	1	5	8	4
8	3	7	5	2	6	1	4	9
7	2	6	4	1	5	9	3	8
2	6	1	8	5	9	4	7	3
9	4	8	6	3	7	2	5	1
5	9	4	2	8	3	7	1	6
1	5	9	7	4	8	3	6	2
4	8	3	1	7	2	6	9	5

25페이지 해답 ▶

1	3	5	2	6	4
5	1	3	6	4	2
3	5	1	4	2	6
6	2	4	1	5	3
4	6	2	5	3	1
2	4	6	3	1	5

3	1	4	6	2	5
6	4	1	3	5	2
4	2	5	1	3	6
1	5	2	4	6	3
5	3	6	2	4	1
2	6	3	5	1	4

5	1	3	6	2	4
1	3	5	2	4	6
3	5	1	4	6	2
6	2	4	1	3	5
4	6	2	5	1	3
2	4	6	3	5	1

9	5	1	7	4	8	3	6	2
6	2	7	4	1	5	9	3	8
2	7	3	9	6	1	5	8	4
5	1	6	3	9	4	8	2	7
4	9	5	2	8	3	7	1	6
8	4	9	6	3	7	2	5	1
3	8	4	1	7	2	6	9	5
7	3	8	5	2	6	1	4	9
1	6	2	8	5	9	4	7	3

8	5	9	3	6	7	2	4	1
5	2	6	9	3	4	8	1	7
1	7	2	5	8	9	4	6	3
2	8	3	6	9	1	5	7	4
7	4	8	2	5	6	1	3	9
3	9	4	7	1	2	6	8	5
4	1	5	8	2	3	7	9	6
6	3	7	1	4	5	9	2	8
9	6	1	4	7	8	3	5	2

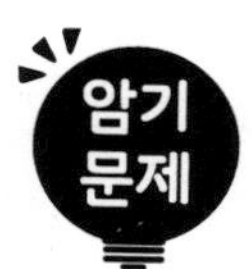

제시된 단어를 3분간 외운 다음 종이로 가리고 밑의 기록란에 순서와 관계없이 생각나는 대로 5분 이내에 적기 바랍니다.

피자 우럭 병원 택시 금고 멸치 북어 부처 석탄 설날
앵무새 내장산 강아지 압록강 수문장 통근차 따오기
애국가 무늬목 처용가 신생아 산림청 장아찌 노적봉
개과천선 동분서주 일망타진

기록란

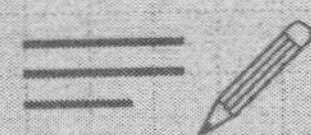

적합한 숫자나 기호(+, -, ×, ÷)를 (　　) 안에 넣으시오.

8÷4+13=(　)	9+21-14=(　)	12×2-14=(　)
12+4+9=(　)	24÷4+13=(　)	13+12-6=(　)
6+5+13=(　)	4×11-14=(　)	18÷3+14=(　)
12÷2+7=(　)	9+18(　)18=9	13(　)2-18=8
12(　)3+3=7	4+23-17=(　)	12×2-14=(　)
6+12+2=(　)	14(　)2+2=9	21(　)7+9=12
16+3+8=(　)	6×3-13=(　)	4+16-13=(　)
4(　)4-12=4	9+11(　)12=8	13×2-17=(　)
3×11-7=(　)	12+3+12=(　)	7+13-12=(　)
9-2+12=(　)	13-8+14=(　)	22÷2+13=(　)
4(　)13-8=9	24÷8+12=(　)	7+12(　)12=7
8×4-25=(　)	3+16+14=(　)	12-6+13=(　)
15(　)5+6=9	3×11-13=(　)	18(　)2-12=4
18(　)12-3=3	14(　)7-12=9	11+6+12=(　)

3×2×11-36=(　)	36÷9×11-14=(　)
8+4×6-22=(　)	26-4×4+8=(　)
28-16÷4-17=(　)	17+12÷4-4=(　)
14÷7+6+16=(　)	12×2-8-7=(　)
12÷2+4×3-12=(　)	4×6-3×5+6=(　)
11×3÷3+24=(　)	12×3+16÷4=(　)

월 일

$16+(\quad)=3\times6$

$12-9=9(\quad)3$

$12\div4=(\quad)\div6$

$12-9=(\quad)\div5$

$8+6=12+(\quad)$

$7(\quad)3=15+6$

$15-9=18(\quad)3$

$4\times7=(\quad)+12$

$4(\quad)9=12\times3$

$24-(\quad)=3\times6$

$(\quad)+6=18-7$

$5+(\quad)=12-5$

$3(\quad)5=11+4$

$(\quad)+17=3\times9$

$7(\quad)3=14+7$

$23(\quad)4=7+12$

$(\quad)-5=14-3$

$8+8=18-(\quad)$

$7\times(\quad)=17+4$

$18-7=4+(\quad)$

$24(\quad)4=14-8$

$3\times(\quad)=18+6$

$(\quad)\times4=16-4$

$17+3=5(\quad)4$

$30+6=6\times(\quad)$

$9+12=(\quad)+6$

$14+(\quad)=16+8$

$25-(\quad)=7+8$

$8+14=2\times3+(\quad)$

$18\div6+(\quad)=17-2$

$21-(\quad)+6=18-2$

$12\div2+(\quad)=14+6$

$3\times4+(\quad)=21+9$

$(\quad)\div3+16=12+6$

$5\times4+3=13+(\quad)$

$16+6=3\times4+(\quad)$

$25+6=5\times(\quad)+6$

$12+(\quad)+7=18+7$

$21+(\quad)+9=13\times3$

$(\quad)\div3+8=18-6$

$11+9=4\times(\quad)-4$

$24-5=8+(\quad)+3$

$21\div3+6=7+(\quad)$

$6\times2\times2+14=14+(\quad)$

$20\div5+2\times6=(\quad)$

$3\times6+12=19+(\quad)$

$12\times3+21\div3=(\quad)$

$12+24\div3+2\times4=(\quad)$

$24\div6+18=32-(\quad)$

$33\div3\times3-13=(\quad)$

$24\div3+3\times10=18+(\quad)$

$14\times2-12-12=24-(\quad)$

$32\div8\times3+11=(\quad)$

$12\times4-18\div3-24=(\quad)$

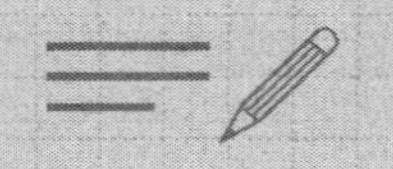

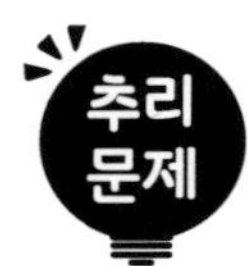

6개 칸은 1부터 6까지, 9개 칸은 1부터 9까지 가로, 세로 중복되지 않게 순서에 상관없이 공란에 기입한다.

2			1		6
5		6			3
	6	4		5	
6					
	1		3		2
1	4			3	

4			1	3	
			3		2
	6			1	4
5				4	
1	5		4		
	1			2	5

	3		4		5
3					
	4		5		
5		6		1	4
	5	3			1
4			2	6	

6		5	3		4		2	7
2	6		8	5		4	7	
		8		3	7			1
7		6	4		5		3	8
	5			4		3	6	
3		2	9		1	5		4
		4		8	3		1	
8	3		5	2		1	4	9
4	8		1		2	6		5

5		4	8		3	7		6
1	6			7		3	5	
		7	2		6		3	9
6	2		9		4	8		7
9		8		6		2	4	
	3	6			5			8
2	7		5	8		4	6	3
4		3	7		2	6		5
	8	2		9	1		7	

	5		6		2
	2			1	
2			1		3
	3				6
3		5		6	
6			5		1

3		2			4
6	3		2		1
		3		2	
1				5	2
		4			
	5		4	6	

4			5		1
	2			5	3
1	3		2		
		1			6
5	1		6		
		6	3		

9	5		3		7	2		1
	2	5		3	4		1	7
2		1		8		4		
	4		2		6	1		9
4		3		1	2			5
7	3		1	4		9	2	
		9	4		8	3		
5		4		2	3		9	6
3	8		6	9		5	7	4

	6	1		5			7	3
5	9		2	8			1	
1		9	7		8	3		2
	2	6		1		9	3	
3	7		9		1		8	4
6		5		9		8	2	
	4		6		7	2		1
4		3		7	2		9	5
8	3		5	2		1	4	

해답은 다음 페이지에 있습니다.

추리 문제 해답

◀ 30페이지 해답

2	5	3	1	4	6
5	2	6	4	1	3
3	6	4	2	5	1
6	3	1	5	2	4
4	1	5	3	6	2
1	4	2	6	3	5

6	1	5	3	9	4	8	2	7
2	6	1	8	5	9	4	7	3
9	4	8	6	3	7	2	5	1
7	2	6	4	1	5	9	3	8
1	5	9	7	4	8	3	6	2
3	7	2	9	6	1	5	8	4
5	9	4	2	8	3	7	1	6
8	3	7	5	2	6	1	4	9
4	8	3	1	7	2	6	9	5

4	2	5	1	3	6
6	4	1	3	5	2
2	6	3	5	1	4
5	3	6	2	4	1
1	5	2	4	6	3
3	1	4	6	2	5

5	1	4	8	2	3	7	9	6
1	6	9	4	7	8	3	5	2
8	4	7	2	5	6	1	3	9
6	2	5	9	3	4	8	1	7
9	5	8	3	6	7	2	4	1
7	3	6	1	4	5	9	2	8
2	7	1	5	8	9	4	6	3
4	9	3	7	1	2	6	8	5
3	8	2	6	9	1	5	7	4

6	3	1	4	2	5
3	6	4	1	5	2
1	4	2	5	3	6
5	2	6	3	1	4
2	5	3	6	4	1
4	1	5	2	6	3

31페이지 해답 ▶

1	5	3	6	4	2
4	2	6	3	1	5
2	6	4	1	5	3
5	3	1	4	2	6
3	1	5	2	6	4
6	4	2	5	3	1

9	5	8	3	6	7	2	4	1
6	2	5	9	3	4	8	1	7
2	7	1	5	8	9	4	6	3
8	4	7	2	5	6	1	3	9
4	9	3	7	1	2	6	8	5
7	3	6	1	4	5	9	2	8
1	6	9	4	7	8	3	5	2
5	1	4	8	2	3	7	9	6
3	8	2	6	9	1	5	7	4

3	6	2	5	1	4
6	3	5	2	4	1
4	1	3	6	2	5
1	4	6	3	5	2
5	2	4	1	3	6
2	5	1	4	6	3

2	6	1	8	5	9	4	7	3
5	9	4	2	8	3	7	1	6
1	5	9	7	4	8	3	6	2
7	2	6	4	1	5	9	3	8
3	7	2	9	6	1	5	8	4
6	1	5	3	9	4	8	2	7
9	4	8	6	3	7	2	5	1
4	8	3	1	7	2	6	9	5
8	3	7	5	2	6	1	4	9

4	6	2	5	3	1
6	2	4	1	5	3
1	3	5	2	6	4
3	5	1	4	2	6
5	1	3	6	4	2
2	4	6	3	1	5

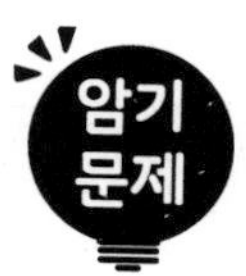

제시된 단어를 3분간 외운 다음 종이로 가리고 밑의 기록란에 순서와 관계없이 생각나는 대로 5분 이내에 적기 바랍니다.

악어 오리 전어 신부 해적 주판 처제 질소 잉어 치과
시금치 한탄강 고랭지 가면극 모기향 회계사 늦가을
개구리 레이더 다시마 가자미 도선사 운동화 물안경
공중누각 동상이몽 안하무인

기록란

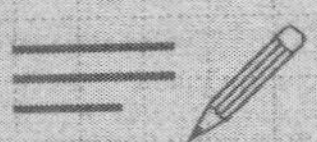

적합한 숫자나 기호(+, -, ×, ÷)를 (　　) 안에 넣으시오.

2×12-7=(　　)

7+13+4=(　　)

8+12-6=(　　)

27(　　)9+2=5

18÷9×2= (　　)

12×3+6=(　　)

24÷4+4=(　　)

4(　　)6-17=7

8+16-4=(　　)

3(　　)8-18=6

14+6+4=(　　)

13×3-9=(　　)

18÷6+7=(　　)

3×4+12=(　　)

13+7+10=(　　)

13×2+14=(　　)

17+8-15=(　　)

18(　　)3+3=9

7+12-14=(　　)

16÷2+12=(　　)

9+11-14=(　　)

13+9-12=(　　)

18÷3(　　)12=18

3+11+19=(　　)

14+6+12=(　　)

9-8(　　)12=13

18(　　)2-2=7

4+13-12=(　　)

9+12(　　)13=8

19-6+13=(　　)

16+2+12=(　　)

12×3-14=(　　)

13(　　)2-16=10

16+12-7=(　　)

12×4-28=(　　)

16+14+4=(　　)

12+18+5=(　　)

24(　　)2-10=2

18-13+2=(　　)

9+16-15=(　　)

8+13-12=(　　)

16-12+6=(　　)

28-12÷4-8=(　　)

4×3÷3+20=(　　)

8÷2+4×6-12=(　　)

27÷3+5+16=(　　)

8+5×4-19=(　　)

4×2×3-20=(　　)

16+16÷4-10=(　　)

14×2+16÷4=(　　)

3×6-2×6+6=(　　)

12×3-12-14=(　　)

23-4×5+12=(　　)

12÷2×11-36=(　　)

월 일

19+6=17+( )
7+12=23( )4
12+12=3( )8
18+12=5×( )
10+( )=3×8
4×7=18+( )
( )÷5=12-9
9×3=17+( )
4×6=( )+4
( )÷4=2×3
6×( )=2×12
18( )7=16-5
( )-5=5+12
( )+12=17+6

16( )2=17-9
18-( )=8-3
12+( )=16+6
3×6=( )+12
7×( )=19+9
19-4=5+( )
13-8=4+( )
20( )4=4×6
( )÷7=14-11
( )+13=4×5
2×13=16+( )
21( )9=3+9
18( )6=6×4
15+( )=16+3

4×4+( )=24-3
26-( )=12+8-4
26-4=14+( )+3
15÷3+( )=21-4
4+( )+6=19+8
4×4+( )=21+7
( )÷9+4=14-7
2×4+9=12+( )
6×3-7=21-( )
4×( )+4=14×2
13+( )=4×3+7
9+( )-4=17+3
8-6+19=7+( )
3×8-4=14+( )

12×3+27÷3=( )
3×6+22=19+( )
21÷7+9=8+( )
3×4×2+14=14+( )
4+18÷3+2×11=( )
28÷7+12×3=( )

12÷2×3+11=( )
4×11-14=34-( )
24÷6+16=32-( )
28÷7×4+16=( )
3×11-8÷4-11=( )
16÷4+2×13=16+( )

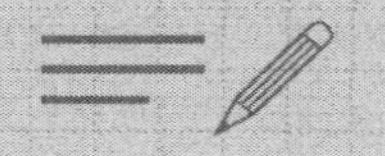

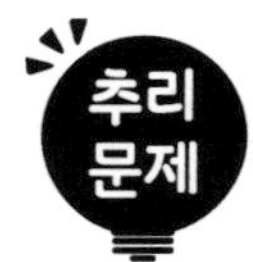

6개 칸은 1부터 6까지, 9개 칸은 1부터 9까지 가로, 세로 중복되지 않게 순서에 상관없이 공란에 기입한다.

	4			3	5
5		6	4		
			2		1
6	3				
	1		3		
2		3		4	6

3			4		
6		5		4	2
	5		3		4
5					
	4		2	5	
	1	3		2	

5		6			
	5		6		1
4		5		6	
		1			5
3			1	5	
	4	2			6

5	9			8	3		1	6
		7	5		6	1		
4	8		1	7		6	9	5
2		1		5	9		7	
	4	8			7	2		1
7			4	1		9	3	
	5	9		4	8		6	2
3		2	9		1	5		
6	1		3	9		8		7

2	7		5	8		4		3
4			7		2		8	5
	8	2		9		5	7	
1		9	4		8			2
6	2		9	3		8	1	
	4	7		5	6		3	9
9		8	3			2		1
7	3		1		5		2	
5	1			2	3		9	6

	6			3	5
6		2		1	
4					1
	5	3		2	
			4		2
3		5			6

	2				5
6	4		5		
					3
	3	1		2	
1		3	6		2
3			2	6	

6			2	4	
			6		5
	5	1			3
			1	3	
1		6		5	
	6		5		4

7	2	6			5		3	8
1	5		7	4			6	
		2	9		1	5		4
5	9			8	3		1	6
	3	7		2		1	4	
6		5	3		4	8		7
4	8		1	7			9	
	6	1		5	9		7	3
9	4		6			2		1

6		5	9		4		1	7
9	5		3	6		2		
	3	6		4	5		2	8
2		1	5			4	6	
4	9		7	1		6		5
	8	2		9	1		7	
5		4	8		3	7		
1	6		4	7		3	5	
	4		2		6		3	9

해답은 다음 페이지에 있습니다.

해답

◀ 36페이지 해답

1	4	2	6	3	5
5	2	6	4	1	3
3	6	4	2	5	1
6	3	1	5	2	4
4	1	5	3	6	2
2	5	3	1	4	6

3	6	2	4	1	5
6	3	5	1	4	2
2	5	1	3	6	4
5	2	4	6	3	1
1	4	6	2	5	3
4	1	3	5	2	6

5	2	6	3	1	4
2	5	3	6	4	1
4	1	5	2	6	3
6	3	1	4	2	5
3	6	4	1	5	2
1	4	2	5	3	6

5	9	4	2	8	3	7	1	6
8	3	7	5	2	6	1	4	9
4	8	3	1	7	2	6	9	5
2	6	1	8	5	9	4	7	3
9	4	8	6	3	7	2	5	1
7	2	6	4	1	5	9	3	8
1	5	9	7	4	8	3	6	2
3	7	2	9	6	1	5	8	4
6	1	5	3	9	4	8	2	7

2	7	1	5	8	9	4	6	3
4	9	3	7	1	2	6	8	5
3	8	2	6	9	1	5	7	4
1	6	9	4	7	8	3	5	2
6	2	5	9	3	4	8	1	7
8	4	7	2	5	6	1	3	9
9	5	8	3	6	7	2	4	1
7	3	6	1	4	5	9	2	8
5	1	4	8	2	3	7	9	6

37페이지 해답 ▶

2	6	4	1	3	5
6	4	2	5	1	3
4	2	6	3	5	1
1	5	3	6	2	4
5	3	1	4	6	2
3	1	5	2	4	6

4	2	6	3	1	5
6	4	2	5	3	1
2	6	4	1	5	3
5	3	1	4	2	6
1	5	3	6	4	2
3	1	5	2	6	4

6	3	5	2	4	1
4	1	3	6	2	5
2	5	1	4	6	3
5	2	4	1	3	6
1	4	6	3	5	2
3	6	2	5	1	4

7	2	6	4	1	5	9	3	8
1	5	9	7	4	8	3	6	2
3	7	2	9	6	1	5	8	4
5	9	4	2	8	3	7	1	6
8	3	7	5	2	6	1	4	9
6	1	5	3	9	4	8	2	7
4	8	3	1	7	2	6	9	5
2	6	1	8	5	9	4	7	3
9	4	8	6	3	7	2	5	1

6	2	5	9	3	4	8	1	7
9	5	8	3	6	7	2	4	1
7	3	6	1	4	5	9	2	8
2	7	1	5	8	9	4	6	3
4	9	3	7	1	2	6	8	5
3	8	2	6	9	1	5	7	4
5	1	4	8	2	3	7	9	6
1	6	9	4	7	8	3	5	2
8	4	7	2	5	6	1	3	9

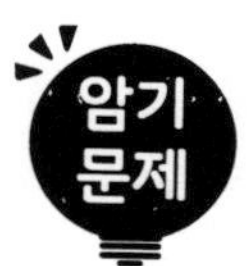

제시된 단어를 3분간 외운 다음 종이로 가리고 밑의 기록란에 순서와 관계없이 생각나는 대로 5분 이내에 적기 바랍니다.

연어 석류 고래 연필 경주 탁본 거실 간첩 농장 신문
화장대 민들레 선풍기 키조개 여의봉 쌍계사 우체국
북한강 봉선화 옥잠화 외교관 조각가 운송장 갈비탕
과유불급 두문불출 어두육미

기록란

5 일(회)

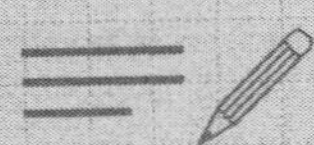

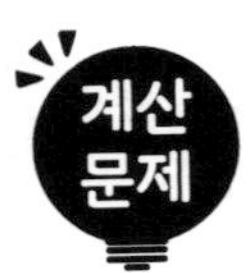

적합한 숫자나 기호(+, -, ×, ÷)를 (　　) 안에 넣으시오.

27÷3+2= (　　)
18-4-3=(　　)
16+6+7=(　　)
14×2+4=(　　)
16÷4+3=(　　)
9+12+2=(　　)
5(　　)12-8=9
16(　　)4+2=6
3×3+12=(　　)
8+13-8=(　　)
9-3+12=(　　)
9+11+6=(　　)
4×6-16=(　　)
3(　　)7-15=6

9+16-18=(　　)
3×12-16=(　　)
15-8+12=(　　)
19-4+11=(　　)
6+12-15=(　　)
13×3-19=(　　)
17(　　)3-14=6
17-12+4=(　　)
17+4-12=(　　)
18÷3+14=(　　)
19-5+11=(　　)
24÷4+12=(　　)
13+12+3=(　　)
8+12-13=(　　)

12×2+13=(　　)
17-2-12=(　　)
14-12+8=(　　)
9+11-15=(　　)
13×3-19=(　　)
21-3-13=(　　)
16(　　)12+5=9
18(　　)2-12=8
13+11+3=(　　)
12(　　)2-20=4
18÷2+11=(　　)
8(　　)13-12=9
16-7+16=(　　)
12×4-28=(　　)

8+4×4-16=(　　)
8÷4+4×6-12=(　　)
24-12÷3-7=(　　)
32÷4+5+14=(　　)
8×4÷2+14=(　　)
4×3×3-26=(　　)

24-4×3+6=(　　)
4×8-3×8+6=(　　)
17+18÷3-14=(　　)
12×4-18-7=(　　)
12×2+21÷3=(　　)
45÷5×3-12=(　　)

월 일

$7+13=4\times(\quad)$	$16+(\quad)=9+18$	$7+14-(\quad)=17-8$
$7\times3=12+(\quad)$	$9\times(\quad)=19+8$	$3\times5+(\quad)=15+8$
$9+4=18-(\quad)$	$8\times(\quad)=26+6$	$9\times2-4=12+(\quad)$
$5\times5=(\quad)+16$	$15(\quad)6=17-8$	$3\times(\quad)+3=4\times6$
$9+8=15+(\quad)$	$20+7=3(\quad)9$	$12+3+(\quad)=9+16$
$3\times5=12+(\quad)$	$3\times12=(\quad)+26$	$24-8-(\quad)=19-7$
$7+5=19-(\quad)$	$13+9=(\quad)+13$	$(\quad)+6=15-8+3$
$(\quad)\div2=16-9$	$16-12=(\quad)\div4$	$24\div4-3=(\quad)\div3$
$11-6=(\quad)\div5$	$15\div3=(\quad)\div5$	$(\quad)\div2+6=18-7$
$(\quad)\div4=2\times3$	$6(\quad)3=16+2$	$12+6=21-9+(\quad)$
$14+(\quad)=4\times6$	$14\times2=(\quad)+8$	$16-(\quad)+5=8+6$
$(\quad)+18=4\times7$	$16-5=(\quad)+6$	$18+(\quad)=12\times2+3$
$(\quad)\div9=17-15$	$11+(\quad)=12+13$	$18+6=6+6+(\quad)$
$(\quad)+8=12\times2$	$28-(\quad)=16+2$	$22-8+9=(\quad)+14$

$3\times7+21=19+(\quad)$	$6\times2-2+10=24-(\quad)$
$3\times7\times2+14=14+(\quad)$	$15\div3\times3+15=(\quad)$
$21\div3+9=7+(\quad)$	$16\div4+13\times2=32-(\quad)$
$48\div4+2\times3=(\quad)$	$21\div7+3\times10=23+(\quad)$
$12\times2+12\div3=(\quad)$	$36\div4\times2+12=(\quad)$
$7+21\div3+2\times4=(\quad)$	$6\times4-18\div3-6=(\quad)$

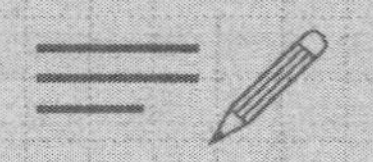

6개 칸은 1부터 6까지, 9개 칸은 1부터 9까지 가로, 세로 중복되지 않게 순서에 상관없이 공란에 기입한다.

4			5		1
	2		1	5	
3		1			
1	3		2		4
				4	
		6		1	5

6		1	4		5
	6			5	
5		6			4
				3	
4	1		2		
		3		4	1

2	4		3		
		3	6		4
	5				2
6		4	1		
4	6				3
	3	5			

5	8		1		2		9	4
7		5	3		4	8		6
	5	9		4		3	6	
9	3			2	6		4	8
		1	8		9	4		2
6	9		2	8		7	1	
					5		3	7
4	7		9	6		5		3
1		8	6		7		5	9

6		4		2				5
1		8	3		2		4	9
	6		4	7		8	5	
8		6			9	5		7
	9	3		1	6		8	
4	8		6	9		1	7	3
7		5	9		8	4		
	7	1		8	4		6	2
9	4		2	5		6	3	

2		4		5	
		2	5		1
4				1	
	5		6	4	
3			2		4
5					6

		3	6		5
1		6		5	2
			1		
2	5			6	
	3		2		
3		2		1	

6			1	3	
	6	2			3
1			2		
	5		4		2
5		3		2	
			3		1

6		5	3		4	8		7
2	6			5		4	7	
		8	6		7		5	1
7	2		4		5	9		8
1		9		4		3	6	
	7	2			1			4
5	9		2	8		7	1	6
8		7	5		6	1		
	8	3		7	2		9	5

5	1		8		3	7		6
1		9	4			3	5	
	4	7		5	6		3	9
6	2		9		4	8		7
		8		6		2		
7	3		1		5		2	8
	7	1		8		4	6	
4		3	7			6		5
3	8		6	9	1		7	4

해답은 다음 페이지에 있습니다.

해답

◀ 42페이지 해답

4	6	2	5	3	1
6	2	4	1	5	3
3	5	1	4	2	6
1	3	5	2	6	4
5	1	3	6	4	2
2	4	6	3	1	5

5	8	3	1	7	2	6	9	4
7	1	5	3	9	4	8	2	6
2	5	9	7	4	8	3	6	1
9	3	7	5	2	6	1	4	8
3	6	1	8	5	9	4	7	2
6	9	4	2	8	3	7	1	5
8	2	6	4	1	5	9	3	7
4	7	2	9	6	1	5	8	3
1	4	8	6	3	7	2	5	9

6	3	1	4	2	5
3	6	4	1	5	2
5	2	6	3	1	4
1	4	2	5	3	6
4	1	5	2	6	3
2	5	3	6	4	1

6	1	4	8	2	7	3	9	5
1	5	8	3	6	2	7	4	9
2	6	9	4	7	3	8	5	1
8	3	6	1	4	9	5	2	7
5	9	3	7	1	6	2	8	4
4	8	2	6	9	5	1	7	3
7	2	5	9	3	8	4	1	6
3	7	1	5	8	4	9	6	2
9	4	7	2	5	1	6	3	8

2	4	6	3	5	1
5	1	3	6	2	4
3	5	1	4	6	2
6	2	4	1	3	5
4	6	2	5	1	3
1	3	5	2	4	6

43페이지 해답 ▶

2	6	4	1	5	3
6	4	2	5	3	1
4	2	6	3	1	5
1	5	3	6	4	2
3	1	5	2	6	4
5	3	1	4	2	6

6	1	5	3	9	4	8	2	7
2	6	1	8	5	9	4	7	3
9	4	8	6	3	7	2	5	1
7	2	6	4	1	5	9	3	8
1	5	9	7	4	8	3	6	2
3	7	2	9	6	1	5	8	4
5	9	4	2	8	3	7	1	6
8	3	7	5	2	6	1	4	9
4	8	3	1	7	2	6	9	5

4	1	3	6	2	5
1	4	6	3	5	2
5	2	4	1	3	6
2	5	1	4	6	3
6	3	5	2	4	1
3	6	2	5	1	4

5	1	4	8	2	3	7	9	6
1	6	9	4	7	8	3	5	2
8	4	7	2	5	6	1	3	9
6	2	5	9	3	4	8	1	7
9	5	8	3	6	7	2	4	1
7	3	6	1	4	5	9	2	8
2	7	1	5	8	9	4	6	3
4	9	3	7	1	2	6	8	5
3	8	2	6	9	1	5	7	4

6	2	4	1	3	5
4	6	2	5	1	3
1	3	5	2	4	6
3	5	1	4	6	2
5	1	3	6	2	4
2	4	6	3	5	1

제시된 단어를 3분간 외운 다음 종이로 가리고 밑의 기록란에 순서와 관계없이 생각나는 대로 5분 이내에 적기 바랍니다.

포수 모자 비료 고추 기린 노예 동산 골프 복싱 잔디
자장가 두더지 교향곡 대동강 우등생 고산병 밴댕이
주파수 교도관 자유곡 경매인 안식처 목도장 왕거미
구사일생 문전성시 오비이락

기록란

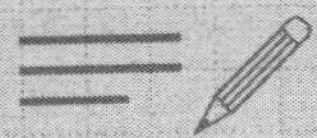

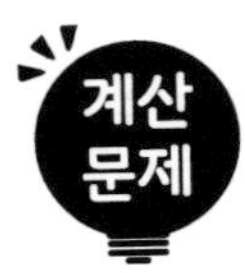

적합한 숫자나 기호(+, -, ×, ÷)를 (   ) 안에 넣으시오.

12×3+4=( )	21( )7+4=7	4+16-14=( )
12÷3+6=( )	12÷4+13=( )	6+13+12=( )
6×2+16=( )	9+14-18=( )	12×2-16=( )
3( )7-16=5	2×16-15=( )	24÷6+15=( )
12+6-7=( )	3×6-12=( )	7( )16-16=7
7( )3-13=8	2×12-16=( )	12×2-14=( )
5( )11-8=8	12÷4+12=( )	12( )2-15=9
9-2+14=( )	19-7+13=( )	14÷2+13=( )
5+12-4=( )	14÷2+14=( )	7( )12-11=8
8×3-14=( )	8+12( )13=7	18-9+12=( )
22-6-7=( )	3×11+16=( )	18( )9+6=8
14( )7+4=6	15+2-15=( )	19-12+4=( )
12×2-6=( )	21-5-12=( )	7+12-13=( )
3+12+2=( )	13×2-13=( )	14-7+12=( )

8+5×4-19=( )	36-4×4-8=( )
4×3×3-24=( )	54÷9×3-12=( )
18-12÷3-7=( )	14+18÷3-14=( )
24÷4+6+16=( )	12×3-8-16=( )
7×2÷2+22=( )	11×4+18÷3=( )
4÷2+4×4-12=( )	6×4-3×6+6=( )

월 일

16+( )=15+6
12+5=( )-3
6×2=19-( )
9+13=( )+6
11+7=6( )3
16÷2=15-( )
19-( )=18-4
6+( )=14-2
7+( )=16-4
19( )4=13+2
( )+7=4+15
3×( )=16+8
32( )2=12+4
14+( )=19+4

3×( )=14+7
( )+4=18-3
17-( )=14-7
( )-5=12+3
14+( )=5+15
15+8=( )+18
18-2=( )+8
8+17=( )-6
16-6=( )+6
14-( )=6+3
19+( )=14+9
2×12=( )+14
13×2=21+( )
17+4=( )+7

2×12=3×6+( )
6+( )+6=19-2
2×8+( )=16+8
17-6=23-4-( )
5( )6+4=19-4
( )+16=6×3+3
2×9+( )=18+7
9+9-( )=18-6
2×6+( )=6+12
12+8=8+3+( )
16-7=9+8-( )
16+7=17+( )-3
24÷8+( )=13-3
( )+3=22-4-12

4×2×3+16=26+( )
4×6+13=24+( )
8+24÷8+2×6=( )
21÷7+9+6=7+( )
16×2+12÷3=( )
24÷6+12×3=( )

16÷2×4+16=( )
2×21-32=24-( )
6×4-18÷2-5=( )
24÷3+12+6=32-( )
36÷4×2+12=( )
21÷7+2×13=19+( )

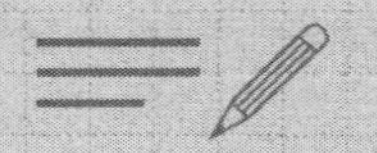

6개 칸은 1부터 6까지, 9개 칸은 1부터 9까지 가로, 세로 중복되지 않게 순서에 상관없이 공란에 기입한다.

2		1		3	
	1		2		3
	5	2			
6			3		4
4		3			
	3	6			5

	2				5
2			3		1
	6	2			
	3			4	
5		3	6		4
3			4	6	

4		3		2	6
1	4		2		
	6			1	
			1		2
2			3		
	2			3	1

3	5		7	4		2	6	
6		3		7	2		9	4
	4		6		7	1		9
1		7		2		9	4	
4	6		8		9		7	2
	9	4		8		6		5
5		2			1	4		
8	1		3	9	4		2	6
	2	6		1		8		7

8		5		3	4		1	6
5		2		9		4	7	
	4		2	5				8
7		4	8		3	6		5
	6	9		7		2	5	
6	9		7	1	2		8	4
9		6	1		5	8		
	5	8		6		1		9
4	7		5		9		6	2

	5		6		1
		4		6	
1			4		5
	6				2
	2	5		1	
2			5		6

	2	4			1
2	5		3		4
				2	
1		6			3
		2		1	
	3		1	4	

		5	2		
		3		2	4
3			4		
		4		3	5
4	6			1	
2		6			1

7	2		4	1		9	3	8
1		9	7		8	3		2
	7	2		6	1		8	
6	1		3	9		8		7
		1	8		9		7	
9	4			3	7		5	1
	9	4		8				6
8		7	5		6		4	
4	8		1		2		9	5

6		5	9		4		1	7
9	5		3	6		2		
	3	6		4	5		2	8
5		4	8		3	7	9	
1	6		4	7		3		2
	4	7		5	6		3	
2		1	5		9	4		
4	9		7	1		6	8	
	8		6				7	4

해답은 다음 페이지에 있습니다.

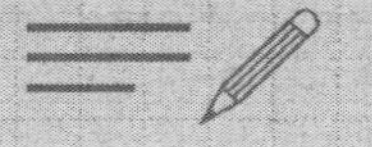

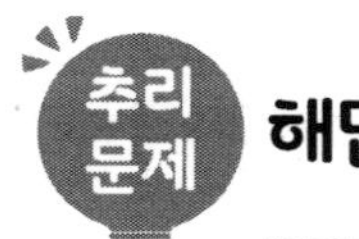

해답

◀ 48페이지 해답

2	4	1	5	3	6
5	1	4	2	6	3
3	5	2	6	4	1
6	2	5	3	1	4
4	6	3	1	5	2
1	3	6	4	2	5

6	2	4	1	3	5
2	4	6	3	5	1
4	6	2	5	1	3
1	3	5	2	4	6
5	1	3	6	2	4
3	5	1	4	6	2

4	1	3	5	2	6
1	4	6	2	5	3
3	6	2	4	1	5
6	3	5	1	4	2
2	5	1	3	6	4
5	2	4	6	3	1

3	5	9	7	4	8	2	6	1
6	8	3	1	7	2	5	9	4
2	4	8	6	3	7	1	5	9
1	3	7	5	2	6	9	4	8
4	6	1	8	5	9	3	7	2
7	9	4	2	8	3	6	1	5
5	7	2	9	6	1	4	8	3
8	1	5	3	9	4	7	2	6
9	2	6	4	1	5	8	3	7

8	2	5	9	3	4	7	1	6
5	8	2	6	9	1	4	7	3
1	4	7	2	5	6	9	3	8
7	1	4	8	2	3	6	9	5
3	6	9	4	7	8	2	5	1
6	9	3	7	1	2	5	8	4
9	3	6	1	4	5	8	2	7
2	5	8	3	6	7	1	4	9
4	7	1	5	8	9	3	6	2

49페이지 해답 ▶

3	5	2	6	4	1
5	1	4	2	6	3
1	3	6	4	2	5
4	6	3	1	5	2
6	2	5	3	1	4
2	4	1	5	3	6

5	2	4	6	3	1
2	5	1	3	6	4
4	1	3	5	2	6
1	4	6	2	5	3
3	6	2	4	1	5
6	3	5	1	4	2

1	3	5	2	4	6
5	1	3	6	2	4
3	5	1	4	6	2
6	2	4	1	3	5
4	6	2	5	1	3
2	4	6	3	5	1

7	2	6	4	1	5	9	3	8
1	5	9	7	4	8	3	6	2
3	7	2	9	6	1	5	8	4
6	1	5	3	9	4	8	2	7
2	6	1	8	5	9	4	7	3
9	4	8	6	3	7	2	5	1
5	9	4	2	8	3	7	1	6
8	3	7	5	2	6	1	4	9
4	8	3	1	7	2	6	9	5

6	2	5	9	3	4	8	1	7
9	5	8	3	6	7	2	4	1
7	3	6	1	4	5	9	2	8
5	1	4	8	2	3	7	9	6
1	6	9	4	7	8	3	5	2
8	4	7	2	5	6	1	3	9
2	7	1	5	8	9	4	6	3
4	9	3	7	1	2	6	8	5
3	8	2	6	9	1	5	7	4

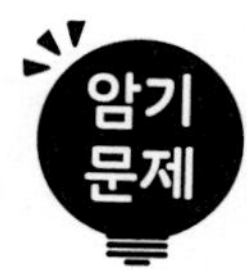

제시된 단어를 3분간 외운 다음 종이로 가리고 밑의 기록란에 순서와 관계없이 생각나는 대로 5분 이내에 적기 바랍니다.

땅콩 마늘 김치 주인 헛간 거북 예물 탁구 제비 화석
석가탑 오층탑 대합실 거북이 아폴로 전열기 금잔디
야생마 탈곡기 독거미 앵무새 월미도 지팡이 물장구
권선징악 막상막하 우후죽순

기록란

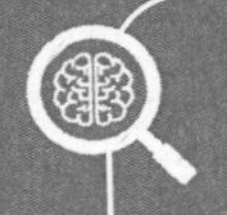

Speed Check–2회

기능 검사

☑ 숫자 읽기

아래 숫자를 숫자(예 4-사, 9-구, 3-삼, 6-육과 같이)로 끝까지 소리 내어 읽고 걸린 시간을 기록한다. [분 초]

4 5 8 3 6 5 9 3 6 2 7 8 5 6 8 4 9 6 7 4 8
4 6 9 3 5 6 4 5 8 4 5 4 7 9 8 4 9 6 3 7 3
9 6 8 5 4 7 9 5 3 4 5 8 5 8 5 4 7 8 3 6 5
4 6 7 6 9 3 5 8 7 6 8 3 4 8 6 9 4 6 7 8 3
6 9 7 6 3 9 6 8 9 4 5 3 4 7 6 9 7 9 5 7 8
4 7 6 3 9 8 4 9 7 6 3 8 5 4 6 7 9 5 8 4 7
8 5 3 9 5 7 5 8 6 4 7 9 4 6 5 7 8 6 3 8 3
5 6 8 3 7 6 3 8 4 5 3 7 6 8 3 8 5 9 3 7 9
4 8 7 3 5 8 6 7 9 4 7 8 6 5 3 7 8 6 3 8 4
7 6 9 7 3 5 6 8 3 5 9 3 5 4 7 5 8 9 4 8 6
6 8 3 7 5 3 8 4 5 8 6 5 7 9 5 6 9 4 6 9 4
5 3 4 7 8 3 7 8 7 5 8 6 3 5 4 3 6 7 3 8 5
6 2 5 8 7 9 5 9 4 7 8 9 5 3 7 2 4 9 6 8 3
5 7 8 4 3 7 5 4 9 3 8 4 9 4 5 6 4 5 8 4 5

☑ 색채 읽기

위 숫자를 숫자로 읽지 않고 색채(예 5-빨강, 6-파랑, 4-노랑, 7-빨강, 8-검정, 6-초록, 4-보라와 같이)로 소리 내어 읽는다. [분 초]

☑ 숫자 계산

숫자를 더해서 십 자리는 제하고 한 자릿수만 적는다. 예를 들어 9와 6을 더하면 15이지만 10은 제하고 5만, 6과 8을 더하면 14이지만 4만, 8과 3은 1을, 3과 7은 0을 숫자와 숫자 사이에 적는다(7. **책의 사용 방법 설명 참조**). 끝까지 한 다음 걸린 시간을 기록한다.

[분 초]

6 8 3 7 9 4 8 4 7 9 5 7 9 6 7 2 4 9 5 4 6 7 9 4
3 7 4 3 9 6 5 8 3 7 5 7 6 9 3 5 7 6 9 8 3 5 6 8
7 3 8 7 3 9 5 3 4 9 5 7 4 7 8 3 9 8 7 6 8 3 7 6
4 9 5 8 5 6 5 8 4 9 3 5 4 8 3 7 9 4 7 9 4 8 3 8
5 7 9 5 3 8 5 7 9 4 5 4 9 3 5 4 6 7 5 8 9 8 5 6
5 8 6 8 3 7 5 4 9 3 5 4 5 8 6 9 3 5 6 4 7 4 4 6
5 4 5 8 3 7 8 9 5 6 5 6 4 7 8 5 4 8 6 4 5 3 8 7
8 3 8 5 8 9 7 6 3 4 8 9 7 6 8 5 7 8 9 8 3 7 8 7
6 5 9 6 4 6 9 3 4 7 9 3 4 6 7 4 6 3 8 7 4 6 3 5
8 6 3 7 5 9 8 6 5 7 9 5 6 4 9 8 7 6 5 9 6 8 3 7
8 9 4 6 9 3 4 3 7 5 8 6 5 4 9 6 3 7 5 6 9 7 6 4
8 6 7 5 7 9 8 3 8 6 5 3 7 4 8 3 7 5 6 5 9 3 6 5
7 8 5 3 8 4 9 7 5 4 9 3 7 8 6 4 7 4 5 3 8 5 7 9
5 4 6 8 8 5 9 6 3 9 5 7 3 5 8 9 4 8 3 7 8 6 9 6
9 8 6 9 5 8 4 7 6 9 7 5 3 8 5 7 6 4 8 6 7 9 5 4
6 8 9 3 5 8 3 4 9 6 5 9 7 6 5 3 9 7 6 3 8 7 6 8
7 5 3 4 7 8 9 4 7 9 4 5 7 6 8 7 9 3 7 9 3 4 4 9
6 3 8 7 8 6 7 5 4 7 8 4 5 8 7 6 2 3 8 5 4 8 5

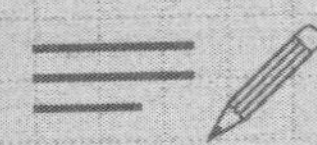

적합한 숫자나 기호(+, -, ×, ÷)를 (   ) 안에 넣으시오.

7( )2-8=6
15-4+2=( )
12×3+4=( )
14×2+2=( )
18( )3+3=9
8( )6+12=14
3×12-6=( )
32÷4+8= ( )
18( )6+5=8
9+14-2=( )
4×2+12=( )
2+12-6=( )
3+17+7=( )
4×3+16=( )

14÷2+12=( )
2×14-14=( )
11( )2-16=6
18÷6+13=( )
3×8-14=( )
9( )13-14=8
13+7-12=( )
4+16+13=( )
18÷6+17=( )
12×3-16=( )
13( )4-11=6
28÷7+16=( )
21÷3+12=( )
4+16-12=( )

9+11+14=( )
18( )6+4=7
7+18-15=( )
3+15+11=( )
2+18-16=( )
12×3-16=( )
8+14-12=( )
11×3-13=( )
11+12-7=( )
12-8+14=( )
13-11+6=( )
14+13+4=( )
3+17+13=( )
12-7+11=( )

3×6×2-26=( )
18+3×9-27=( )
28-12÷3-17=( )
12÷6+5+13=( )
8÷4+4×4-12=( )
2×6÷3+16=( )

45÷5×3-17=( )
29-4×7+18=( )
13+16÷2-11=( )
13×3-9-12=( )
3×6-3×5+12=( )
12×2+18÷3=( )

월 일

$9+14=(\quad)+7$

$12-9=(\quad)\div4$

$13-8=(\quad)\div6$

$24\div3=15-(\quad)$

$4\times4=(\quad)+14$

$14+6=(\quad)-4$

$14+4=3(\quad)6$

$16\div4=(\quad)\div8$

$14-9=(\quad)\div4$

$(\quad)\div7=18\div6$

$(\quad)+6=5+16$

$13+(\quad)=9+8$

$14+(\quad)=4\times6$

$3(\quad)8=20+4$

$3(\quad)7=11+10$

$26-(\quad)=10+6$

$15(\quad)9=18-12$

$16(\quad)6=9+13$

$18-12=(\quad)\div3$

$24\div3=15-(\quad)$

$11-8=(\quad)\div5$

$24\div4=16-(\quad)$

$24\div3=2\times(\quad)$

$(\quad)\div3=16-12$

$17-4=(\quad)+6$

$19+6=5\times(\quad)$

$8\times3=16+(\quad)$

$9\times(\quad)=22+5$

$5(\quad)3-7=16-8$

$(\quad)\div4+7=17-7$

$4\times9=15\times(\quad)+6$

$24-(\quad)=3\times6-4$

$(\quad)\div8+4=21-14$

$16\div4+(\quad)=18-5$

$6+8+(\quad)=24-3$

$24\div4+6=15-(\quad)$

$13+8=8\times2(\quad)5$

$16+4=6+(\quad)+4$

$24-6-(\quad)=5+6$

$2\times6+(\quad)=28-6$

$3\times(\quad)+5=9+17$

$19-8=18\div6+(\quad)$

$12\times2+18\div3=(\quad)$

$3\times6+12-3=17+(\quad)$

$4\times7\div2+14=14+(\quad)$

$48\div2-6\times3=(\quad)$

$24\div3+12=8+(\quad)$

$16+21\div7+2\times3=(\quad)$

$16\div2\times4-12=(\quad)$

$3\times22-13\times2=54-(\quad)$

$36\div3\times2+16=(\quad)$

$27\div3+2\times12=24+(\quad)$

$16\div4+13-12=12-(\quad)$

$6\times2-18\div3+6=(\quad)$

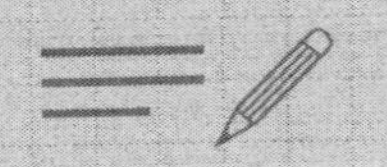

6개 칸은 1부터 6까지, 9개 칸은 1부터 9까지 가로, 세로 중복되지 않게 순서에 상관없이 공란에 기입한다.

	2	5		1	
4		3	1		
	3		4	2	
3	5				
			2		
2		1		3	6

1		6		2	
	1		2		
3				4	1
	2		3		4
4	6			5	
				3	6

		5	2		4
6				3	
4		6	3		5
	5				
	3		4	2	
2		4		5	

7	3		1		5		2	8
4	9			1		6	8	
		8	3		7	2		1
6	2		9		4		1	7
	7	1		8			6	
5		4	8		3	7		6
8	4		2	5			3	
	8	2		9	1		7	4
1	6		4		8	3		2

6	1		3	9	4		2	7
		3	1		2		9	
8	3		5	2		1		9
	9	4			3	7		6
1		9		4			6	
3	7		9		1	5		4
	2	6		1	5		3	8
2		1		5		4	7	
9		8	6		7	2		1

3			2	4	
1		3			4
	2	6		5	
6					
	6		1		5
5				6	2

	3				6
3			4		2
	1	3			
	4			5	
6		4	1		5
4			5	1	

	2	4			5
2			3	5	
5	1		6		4
		1		6	
					6
4		2		1	

7	2		4		5	9		8
1		9	7			3	6	
	7	2		6	1		8	4
5	9		2		3	7		6
		7		2		1		
4	8		1		2		9	5
	1	5		9		8	2	
2		1	8			4		3
9	4		6	3	7		5	1

	2	5		3	4		1	7
9	5		3	6			4	
7		6	1		5	9		8
	7	1		8		4	6	
4	9		7		2		8	5
3		2		9			7	
	1		8		3	7		6
1		9		7	8		5	2
8	4		2	5		1	3	

해답은 다음 페이지에 있습니다.

해답

◀ 56페이지 해답

6	2	5	3	1	4
4	6	3	1	5	2
1	3	6	4	2	5
3	5	2	6	4	1
5	1	4	2	6	3
2	4	1	5	3	6

1	3	6	4	2	5
5	1	4	2	6	3
3	5	2	6	4	1
6	2	5	3	1	4
4	6	3	1	5	2
2	4	1	5	3	6

3	1	5	2	6	4
6	4	2	5	3	1
4	2	6	3	1	5
1	5	3	6	4	2
5	3	1	4	2	6
2	6	4	1	5	3

7	3	6	1	4	5	9	2	8
4	9	3	7	1	2	6	8	5
9	5	8	3	6	7	2	4	1
6	2	5	9	3	4	8	1	7
2	7	1	5	8	9	4	6	3
5	1	4	8	2	3	7	9	6
8	4	7	2	5	6	1	3	9
3	8	2	6	9	1	5	7	4
1	6	9	4	7	8	3	5	2

6	1	5	3	9	4	8	2	7
4	8	3	1	7	2	6	9	5
8	3	7	5	2	6	1	4	9
5	9	4	2	8	3	7	1	6
1	5	9	7	4	8	3	6	2
3	7	2	9	6	1	5	8	4
7	2	6	4	1	5	9	3	8
2	6	1	8	5	9	4	7	3
9	4	8	6	3	7	2	5	1

57페이지 해답 ▶

3	1	5	2	4	6
1	5	3	6	2	4
4	2	6	3	5	1
6	4	2	5	1	3
2	6	4	1	3	5
5	3	1	4	6	2

1	3	5	2	4	6
3	5	1	4	6	2
5	1	3	6	2	4
2	4	6	3	5	1
6	2	4	1	3	5
4	6	2	5	1	3

6	2	4	1	3	5
2	4	6	3	5	1
5	1	3	6	2	4
3	5	1	4	6	2
1	3	5	2	4	6
4	6	2	5	1	3

7	2	6	4	1	5	9	3	8
1	5	9	7	4	8	3	6	2
3	7	2	9	6	1	5	8	4
5	9	4	2	8	3	7	1	6
8	3	7	5	2	6	1	4	9
4	8	3	1	7	2	6	9	5
6	1	5	3	9	4	8	2	7
2	6	1	8	5	9	4	7	3
9	4	8	6	3	7	2	5	1

6	2	5	9	3	4	8	1	7
9	5	8	3	6	7	2	4	1
7	3	6	1	4	5	9	2	8
2	7	1	5	8	9	4	6	3
4	9	3	7	1	2	6	8	5
3	8	2	6	9	1	5	7	4
5	1	4	8	2	3	7	9	6
1	6	9	4	7	8	3	5	2
8	4	7	2	5	6	1	3	9

제시된 단어를 3분간 외운 다음 종이로 가리고 밑의 기록란에 순서와 관계없이 생각나는 대로 5분 이내에 적기 바랍니다.

유자 양말 수박 터널 저울 점심 타조 왕자 난초 노트
자동차 기러기 경운기 테니스 해인사 통신사 저당권
청양군 화랑도 코알라 수정과 참나무 나막신 창경궁
금상첨화 만수무강 인과응보

기록란

적합한 숫자나 기호(+, -, ×, ÷)를 (　　) 안에 넣으시오.

$6+12+4=(\quad)$

$14+6-6=(\quad)$

$8+12+6=(\quad)$

$5(\quad)4-12=8$

$16+6-4=(\quad)$

$21(\quad)3+2=9$

$8+12-4=(\quad)$

$3(\quad)6-12=6$

$24\div6+8=(\quad)$

$8(\quad)2-9=7$

$6+14-8=(\quad)$

$16+4-7=(\quad)$

$5(\quad)3-6=9$

$9+6-12=(\quad)$

$16\times2-22=(\quad)$

$7(\quad)12-11=8$

$12\times3-16=(\quad)$

$12+8-12=(\quad)$

$16-12+6=(\quad)$

$18+12-3=(\quad)$

$24\div3+13=(\quad)$

$19-6+16=(\quad)$

$8+15-14=(\quad)$

$13\times3-19=(\quad)$

$13+6-14=(\quad)$

$21-11+7=(\quad)$

$16\div2+12=(\quad)$

$18\div2+13=(\quad)$

$12-9+12=(\quad)$

$14-9+14=(\quad)$

$12-8+11=(\quad)$

$16+2+11=(\quad)$

$18-8+12=(\quad)$

$13-11+4=(\quad)$

$21-15+3=(\quad)$

$24(\quad)3-2=6$

$12\times2+16=(\quad)$

$19-9+12=(\quad)$

$14+2+13=(\quad)$

$18(\quad)2-23=13$

$12+18-8=(\quad)$

$16(\quad)6-14=8$

$24\div3+12\div4-7=(\quad)$

$6\times4\div6+26=(\quad)$

$12\div2+4\times3-12=(\quad)$

$20\div5+14+16=(\quad)$

$8+4\times9-26=(\quad)$

$14\times2\times2-36=(\quad)$

$17+12\div4-15=(\quad)$

$11\times4+18\div3=(\quad)$

$6\times6-5\times5+9=(\quad)$

$12\times4-18-17=(\quad)$

$26-4\times4+12=(\quad)$

$42\div7\times4-12=(\quad)$

월 일

$5\times(\quad)=13+7$
$12(\quad)5=9+8$
$17+9=13(\quad)2$
$16+4=5\times(\quad)$
$16\div4+3=8-(\quad)$
$18\div3=(\quad)-8$
$16+14=6(\quad)5$
$25-4=7\times(\quad)$
$16-3=7+(\quad)$
$9+6=18-(\quad)$
$(\quad)\div3=16-8$
$19+(\quad)=9+16$
$24-(\quad)=5+7$
$23(\quad)7=2\times8$

$15+(\quad)=9+16$
$6(\quad)3=7+11$
$(\quad)\times2=6+12$
$17-(\quad)=11-6$
$24-(\quad)=14+3$
$(\quad)+16=12+9$
$21-4=11+(\quad)$
$8+12=(\quad)+6$
$12+18=15+(\quad)$
$16-(\quad)=24\div3$
$(\quad)\div5=12-8$
$5+12=13+(\quad)$
$6+16=(\quad)+12$
$19-7=(\quad)+6$

$7+8=21-9+(\quad)$
$30-7-4=9+(\quad)$
$6\times(\quad)+8=19+7$
$6\times(\quad)+8=19+7$
$7+18=4+5+(\quad)$
$5\times3(\quad)3=19-7$
$28-(\quad)=2\times8+5$
$3\times3+(\quad)=3+18$
$7\times4+(\quad)=27+8$
$24\div8+5=18-(\quad)$
$11+8=(\quad)+4+8$
$13+(\quad)=2\times4+8$
$28-(\quad)=4\times3+6$
$4\times(\quad)+12=18+6$

$12\times4-27\div3-28=(\quad)$
$3\times6+12-10=15+(\quad)$
$21\div7+19-12=7+(\quad)$
$3\times2\times2+18=12+(\quad)$
$13+21\div3-3\times4=(\quad)$
$42\div6+12\times2=(\quad)$

$32\div8\times3+18=(\quad)$
$3\times11-12-11=24-(\quad)$
$24\div6+18\div2=23-(\quad)$
$36\div2\times2-16=(\quad)$
$4\times3-18\div3+12=(\quad)$
$25\div5+2\times11=17+(\quad)$

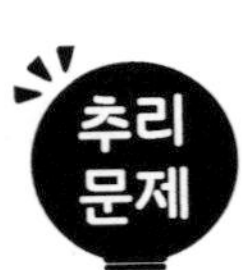

6개 칸은 1부터 6까지, 9개 칸은 1부터 9까지 가로, 세로 중복되지 않게 순서에 상관없이 공란에 기입한다.

		4		3	
6				1	3
	1		2		6
5				6	
1	5		6		
		6		5	1

5		4			6
	5		4		3
4				2	
6		5			1
	6			1	
1		6		5	

	6		4		1
	3		1	2	
		3			
1	4		2		5
		4		1	
2				4	6

	4	7		5	6		3	8
6		4	8		3		9	
2	6		4	7		3		1
	3	6			5	9		7
4		2		9			7	
7	2		9		4	8		6
	5	8		6	7		4	9
5		3		1		6	8	
3		1	5		9	4		2

7	1		3	9	4		8	6
8		6			5	3		7
	8	3		7		9	6	
1	4		6		7		2	9
		9		4		6		
3		1	8		9		4	2
6	9		2	8		1	7	
	3	7			6	4		8
4		2	9		1		5	3

2					6
4		3			2
	2		3	1	
	5				1
5		4	2		
	3		4		5

		3	6		2
3		1		2	6
	3		2		
4			5		
	2			5	
2		6		1	

	1		6		5
6				5	
4		5	1		6
	6			1	
	3		2		
1		2		6	

8		7		5		1	3	
3	8		6	9	1		7	4
		9	4			3		2
6		5		3		8	1	
2	7		5		9		6	3
	1	4		2		7		6
7		6	1		5		2	
4	9		7	1		6		5
	5	8		6	7		4	1

2		1	8		9		7	3
7	2			1	5			8
	7		9	6		5	8	
9			6		7	2		1
	9	4		8	3		1	
1		9	7		8	3		2
4	8		1	7		6	9	
		5		9	4		2	7
8	3		5		6	1		9

해답은 다음 페이지에 있습니다.

해답

◀ 62페이지 해답

2	6	4	1	3	5
6	4	2	5	1	3
3	1	5	2	4	6
5	3	1	4	6	2
1	5	3	6	2	4
4	2	6	3	5	1

5	2	4	1	3	6
2	5	1	4	6	3
4	1	3	6	2	5
6	3	5	2	4	1
3	6	2	5	1	4
1	4	6	3	5	2

3	6	2	4	5	1
6	3	5	1	2	4
4	1	3	5	6	2
1	4	6	2	3	5
5	2	4	6	1	3
2	5	1	3	4	6

9	4	7	2	5	6	1	3	8
6	1	4	8	2	3	7	9	5
2	6	9	4	7	8	3	5	1
8	3	6	1	4	5	9	2	7
4	8	2	6	9	1	5	7	3
7	2	5	9	3	4	8	1	6
1	5	8	3	6	7	2	4	9
5	9	3	7	1	2	6	8	4
3	7	1	5	8	9	4	6	2

7	1	5	3	9	4	2	8	6
8	2	6	4	1	5	3	9	7
5	8	3	1	7	2	9	6	4
1	4	8	6	3	7	5	2	9
2	5	9	7	4	8	6	3	1
3	6	1	8	5	9	7	4	2
6	9	4	2	8	3	1	7	5
9	3	7	5	2	6	4	1	8
4	7	2	9	6	1	8	5	3

63페이지 해답 ▶

2	4	1	5	3	6
4	6	3	1	5	2
6	2	5	3	1	4
3	5	2	6	4	1
5	1	4	2	6	3
1	3	6	4	2	5

5	1	3	6	4	2
3	5	1	4	2	6
1	3	5	2	6	4
4	6	2	5	3	1
6	2	4	1	5	3
2	4	6	3	1	5

3	1	4	6	2	5
6	4	1	3	5	2
4	2	5	1	3	6
2	6	3	5	1	4
5	3	6	2	4	1
1	5	2	4	6	3

8	4	7	2	5	6	1	3	9
3	8	2	6	9	1	5	7	4
1	6	9	4	7	8	3	5	2
6	2	5	9	3	4	8	1	7
2	7	1	5	8	9	4	6	3
5	1	4	8	2	3	7	9	6
7	3	6	1	4	5	9	2	8
4	9	3	7	1	2	6	8	5
9	5	8	3	6	7	2	4	1

2	6	1	8	5	9	4	7	3
7	2	6	4	1	5	9	3	8
3	7	2	9	6	1	5	8	4
9	4	8	6	3	7	2	5	1
5	9	4	2	8	3	7	1	6
1	5	9	7	4	8	3	6	2
4	8	3	1	7	2	6	9	5
6	1	5	3	9	4	8	2	7
8	3	7	5	2	6	1	4	9

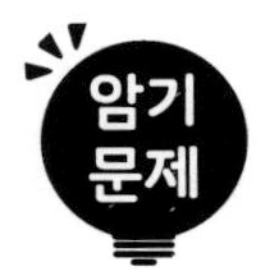

제시된 단어를 3분간 외운 다음 종이로 가리고 밑의 기록란에 순서와 관계없이 생각나는 대로 5분 이내에 적기 바랍니다.

참새 녹용 방어 맷돌 번개 거미 떡국 박쥐 돌담 삿갓
팔공산 봉선화 나그네 고구마 여행사 배나무 주치의
부동산 쌀보리 보부상 양옥집 반딧불 확성기 공양미
기사회생 무릉도원 일취월장

기록란

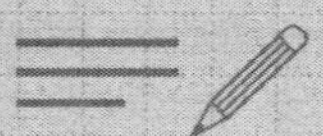

적합한 숫자나 기호(+, -, ×, ÷)를 (　　) 안에 넣으시오.

21(　　)3+2=9
13+2-5=(　　)
13×2-8=(　　)
11×3-8=(　　)
3×13-9=(　　)
21÷3+7=(　　)
8+9-12=(　　)
3×2+16=(　　)
7(　　)7-11=3
9(　　)3-5=7
6+14+3=(　　)
4×5-12=(　　)
13(　　)4-8=9
3×6-14=(　　)

4(　　)7-16=12
15+3-13=(　　)
29-8-14=(　　)
7(　　)14-13=8
13+7+12=(　　)
3+17+14=(　　)
2×12-12=(　　)
17+3-13=(　　)
12÷6+15=(　　)
19-9+12=(　　)
12÷4+17=(　　)
26-7-13=(　　)
18(　　)2-4=5
28-8-13=(　　)

19-3-11=(　　)
16-11+8=(　　)
8(　　)14-14=8
12×3-14=(　　)
3(　　)12-18=18
12×3-16=(　　)
15÷3+15=(　　)
14(　　)3-5=6
11+12-8=(　　)
16÷4(　　)14=18
8(　　)16-16=8
7+13-14=(　　)
16-10+4=(　　)
9+11-14=(　　)

21-12÷3-7=(　　)
8÷2+3×5-13=(　　)
8+2×7-14=(　　)
6×3÷2+11=(　　)
36÷4+3+18=(　　)
3×7×2-22=(　　)

12+18÷2-14=(　　)
12×2-3×6+6=(　　)
32-4×7+4=(　　)
12×4-18-12=(　　)
13×3-18÷3-4=(　　)
24÷2×3-16=(　　)

월 일

9 + 9 = 6 × ( )	24 - 8 = ( ) × 4	( )÷4+4=12-6
( ) ÷ 4 = 8 - 4	18+6=12( )2	12÷2+( )=12+3
18 ÷ 6 = ( ) ÷ 4	14 + ( ) = 3 × 8	18÷( )+7=6+7
4 × 2 = ( ) ÷ 3	( ) + 8 = 12 × 4	22-9=( )÷2+9
7 - 4 = ( ) ÷ 7	36( )2=15+3	24÷( )+5=4+4
5 ( ) 3 = 7 + 8	6+12=15+( )	12+3=24-5-( )
( ) - 6 = 8 + 9	13+2=21-( )	18-9+( )=7+8
6 + ( ) = 8 + 7	12+8=14+( )	7+( )+2=9+11
8 ( ) 8 = 9 + 7	23 - ( ) = 6 + 9	18+7=9×2+( )
2 ( ) 7 = 7 + 7	17 - ( ) = 6 + 7	14+5=9+5+( )
9 ÷ 3 = ( ) - 12	( ) + 14 = 3 × 8	18-6-( )=12-6
4 × 6 = 15 + ( )	10 + ( ) = 18 - 2	12+( )+8=22+4
3 × 7 = ( ) + 6	17( )9=12+14	7+6=23-13( )3
9 + 6 = ( ) - 3	21 - ( ) = 12 + 5	6( )3+3=21-9

3×12-2×11=10+( )	2×25-12×4=14-( )
4×6×2-18=14+( )	24÷3×4-12=( )
21÷3+9÷3=7+( )	24÷6+16=36-( )
48÷2-2×10=( )	24÷4×2×3=26+( )
12×3+12÷3=( )	36÷4×2+12=( )
13+21÷3+12×2=( )	5×11-8×4-8=( )

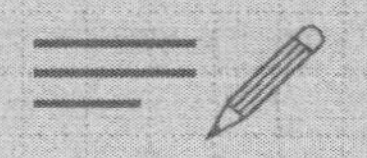

6개 칸은 1부터 6까지, 9개 칸은 1부터 9까지 가로, 세로 중복되지 않게 순서에 상관없이 공란에 기입한다.

5	1			6	
		2			1
6				1	
	4	1			
		3		5	2
1	3		4		5

	4		3		5
6		4	1		3
				2	
5	1			4	
1		5			4
			5	3	

	2	6			5
2			1	5	
5	3		4		6
		3		4	
					4
6		2		3	

6	4		3		8		5	1
8		2		9		4	7	
		7	1		6	9		8
7	5		4	8	9		6	2
	7	3		1		5	8	
2		5	8		4	7		6
1				2	3		9	
	3	8		6		1		9
3	1		9		5	8		7

2	3		5		9	6		8
	6	1		4	3		7	2
1			4	9		5		
	5	9			2		6	1
3		8		2	1			9
8	9		2	7		3	1	
		3	1		5	2		
6		2		5	4		8	3
9	1		3	8		4	2	6

		5	2		
		3		2	4
5			4		
		4		3	5
6	4			1	
4		6			1

	4		3		2
	1			2	
2			4		3
	2				6
6		5		4	
3			5		4

	1	3		2	
			2		6
4	6				
	4		3		
6		4		3	5
3			4	6	

9		5	8		4		1	6
3		8		6		1	4	
	3		9	4				7
6		2	5		1	4		3
	4	7		5		9	3	
5	7		4	8	9		6	2
7		3	6		2	5		
	6	9		7		2		1
8	1		7		3		9	5

1	2		4	9		8	3	
7		3		6	2		9	4
	3		5		6	9		8
5		1		4		3	7	
9	1		3		4		2	6
	5	9		3		2		1
6		2			1	4		
3	4		6	2	7		5	9
	9	4		7		6		5

해답은 다음 페이지에 있습니다.

추리 문제 해답

◀ 68페이지 해답

5	1	4	2	6	3
3	5	2	6	4	1
6	2	5	3	1	4
2	4	1	5	3	6
4	6	3	1	5	2
1	3	6	4	2	5

2	4	6	3	1	5
6	2	4	1	5	3
3	5	1	4	2	6
5	1	3	6	4	2
1	3	5	2	6	4
4	6	2	5	3	1

4	2	6	3	1	5
2	6	4	1	5	3
5	3	1	4	2	6
1	5	3	6	4	2
3	1	5	2	6	4
6	4	2	5	3	1

6	4	9	3	7	8	2	5	1
8	6	2	5	9	1	4	7	3
4	2	7	1	5	6	9	3	8
7	5	1	4	8	9	3	6	2
9	7	3	6	1	2	5	8	4
2	9	5	8	3	4	7	1	6
1	8	4	7	2	3	6	9	5
5	3	8	2	6	7	1	4	9
3	1	6	9	4	5	8	2	7

2	3	7	5	1	9	6	4	8
5	6	1	8	4	3	9	7	2
1	2	6	4	9	8	5	3	7
4	5	9	7	3	2	8	6	1
3	4	8	6	2	1	7	5	9
8	9	4	2	7	6	3	1	5
7	8	3	1	6	5	2	9	4
6	7	2	9	5	4	1	8	3
9	1	5	3	8	7	4	2	6

69페이지 해답 ▶

3	1	5	2	4	6
1	5	3	6	2	4
5	3	1	4	6	2
2	6	4	1	3	5
6	4	2	5	1	3
4	2	6	3	5	1

1	4	6	3	5	2
4	1	3	6	2	5
2	5	1	4	6	3
5	2	4	1	3	6
6	3	5	2	4	1
3	6	2	5	1	4

5	1	3	6	2	4
1	3	5	2	4	6
4	6	2	5	1	3
2	4	6	3	5	1
6	2	4	1	3	5
3	5	1	4	6	2

9	2	5	8	3	4	7	1	6
3	5	8	2	6	7	1	4	9
1	3	6	9	4	5	8	2	7
6	8	2	5	9	1	4	7	3
2	4	7	1	5	6	9	3	8
5	7	1	4	8	9	3	6	2
7	9	3	6	1	2	5	8	4
4	6	9	3	7	8	2	5	1
8	1	4	7	2	3	6	9	5

1	2	6	4	9	5	8	3	7
7	8	3	1	6	2	5	9	4
2	3	7	5	1	6	9	4	8
5	6	1	8	4	9	3	7	2
9	1	5	3	8	4	7	2	6
4	5	9	7	3	8	2	6	1
6	7	2	9	5	1	4	8	3
3	4	8	6	2	7	1	5	9
8	9	4	2	7	3	6	1	5

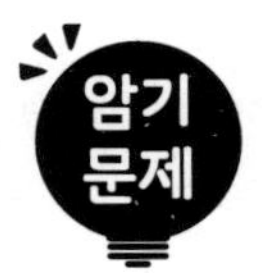

제시된 단어를 3분간 외운 다음 종이로 가리고 밑의 기록란에 순서와 관계없이 생각나는 대로 5분 이내에 적기 바랍니다.

호박 토끼 팽이 연극 우유 처마 노새 화가 판사 치타
지리산 진돗개 고사리 간이역 우리말 주제곡 공관장
처갓집 거금도 짝사랑 보석상 심판관 민들레 한림원
감언이설 문전옥답 자업자득

기록란

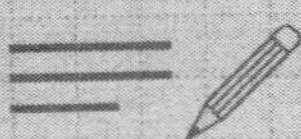

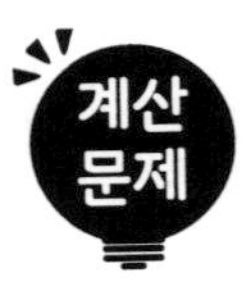

적합한 숫자나 기호(+, -, ×, ÷)를 (   ) 안에 넣으시오.

3×6-12=(   )

7+16-6=(   )

8-6+12=(   )

7×3-11=(   )

12×3-6= (   )

12+7-9=(   )

4+4+14=(   )

13×2-6=(   )

22÷2+9=(   )

5+14-4=(   )

17+3-7=(   )

3×7-16=(   )

18(   )3+3=9

2+8+12=(   )

12+8-13=(   )

28÷7+16=(   )

17-6+12=(   )

3+12+13=(   )

4(   )12-12=4

12(   )2-16=8

21÷3+12=(   )

19-5-11=(   )

5+21-16=(   )

17+6-13=(   )

25-18+3=(   )

24+6-14=(   )

6×2+12=(   )

9+13-12=(   )

18(   )2-3=6

14+12+6=(   )

22÷2+11=(   )

12(   )5+9=16

12×2-14=(   )

13+15-8=(   )

12×2-14=(   )

7+13-10=(   )

12×3-16=(   )

16(   )8+9=11

18-4+16=(   )

17+12-7=(   )

7+14-16=(   )

14×2-16=(   )

8+5×4-19=(   )

3×11×2-36=(   )

24-12÷3-16=(   )

28÷4+13-12=(   )

6×3÷3+14=(   )

8÷4+4×2+12=(   )

25-5×3+5=(   )

36÷6×3-12=(   )

14+16÷4-14=(   )

12×2-12-6=(   )

12×3-24÷2=(   )

3×6-3×4+4=(   )

월 일

23-5=3( )6	4×7=19+( )	18( )8+7=19-2
7×4=14+( )	14+( )=27-6	12+( )=14+14
6×( )=3×8	4+17=7×( )	9+17=6+( )+12
6+6=21-( )	5×7=( )+15	2×( )+8=21-5
( )÷3=20÷5	19+8=( )×9	( )÷6+6=17-9
11-8=( )÷3	24÷( )=9-6	5×2+6=10+( )
6×4=12+( )	( )÷3=2×2	12+2=( )÷4+8
( )+11=7×3	( )÷4=12-7	14-3=( )÷6+7
24-( )=16+4	7+7=19-( )	6×2+( )=12+7
3×( )=18+3	9+3=21-( )	28-( )=5×3+3
4( )7=14×2	17-3=( )-4	( )÷3+8=18-6
2×( )=14+4	14+8=( )+9	8-( )+6=15-4
16+( )=6+15	( )+14=18+7	17-5=3×2( )2
14+( )=13+4	24-( )=6×3	21-5=7( )4+5

2×11×2-14=14+( )	12÷3×4+14=( )
4×7-12-8=19-( )	2×21-32=14-( )
18+18÷9+2×4=( )	5×2-18÷6+3=( )
21÷3+9÷3=7+( )	24÷6+12÷4=12-( )
12×3-42÷2=( )	36÷9×5-11=( )
16÷2+11×2=( )	18÷3+2×12=13+( )

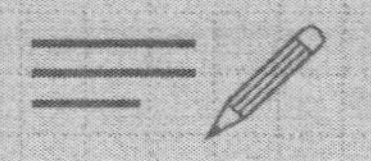

6개 칸은 1부터 6까지, 9개 칸은 1부터 9까지 가로, 세로 중복되지 않게 순서에 상관없이 공란에 기입한다.

1	5		6		4
		1			
				4	6
	4	2		1	
		6	3		1
2	6			3	

6	4				
	1		2		6
5		1		6	
2	6				5
			3	5	
	5		6		4

	5		1		6
		6		1	
	6			5	
6		1	5		4
	1				2
1		2		3	

3	7			8	9		2	6
		5	9		4	8		
4	8		6	9		5	3	7
9		7		5	6		8	
	1	4			3	7		9
2			4	7		3	1	
	9	3		1	2		4	8
8		6	1		5	9		
1	5		3	6		2		4

	2	6		1	5		3	7
6	9		2	8		7		5
3		1	8		9		7	
	1			9		8		6
5	8		1		2		9	4
	4	8		3		2	5	
4		2	9		1	5		3
	5			4	8		6	1
9	3		5	2		1	4	

2		4		5	3
6	4		5		
			2	6	
	3				6
1			6		
	2			1	5

5	3			2	
		4	1		3
	4	2			
3	1			6	
1			6		
	2		3		5

3				1	5
4		3	5		6
2		1		6	
	2		6	3	
	4	6			3

7	2		5		4	8		6
1		3		6		2		9
	9	7		1	2		8	
3	7		1			4	6	
8		1	6		5	9		7
	4	2		5	6		3	8
4	8		2	9		5	7	
		8	4		3	7		5
2		4		7		3		1

3	6		8		9		7	2
9		7	5		6	1		8
	7	2		6		5	8	
2	5			4	8		6	1
		5	3		4	8		6
1	4		6	3		2	5	
					3		1	5
8	2		4	1		9		7
5		3	1		2		9	4

해답은 다음 페이지에 있습니다.

추리문제 해답

◀ 74페이지 해답

1	5	3	6	2	4
5	3	1	4	6	2
3	1	5	2	4	6
6	4	2	5	1	3
4	2	6	3	5	1
2	6	4	1	3	5

6	4	2	5	1	3
3	1	5	2	4	6
5	3	1	4	6	2
2	6	4	1	3	5
4	2	6	3	5	1
1	5	3	6	2	4

2	5	3	1	4	6
5	2	6	4	1	3
3	6	4	2	5	1
6	3	1	5	2	4
4	1	5	3	6	2
1	4	2	6	3	5

3	7	1	5	8	9	4	2	6
7	2	5	9	3	4	8	6	1
4	8	2	6	9	1	5	3	7
9	4	7	2	5	6	1	8	3
6	1	4	8	2	3	7	5	9
2	6	9	4	7	8	3	1	5
5	9	3	7	1	2	6	4	8
8	3	6	1	4	5	9	7	2
1	5	8	3	6	7	2	9	4

8	2	6	4	1	5	9	3	7
6	9	4	2	8	3	7	1	5
3	6	1	8	5	9	4	7	2
7	1	5	3	9	4	8	2	6
5	8	3	1	7	2	6	9	4
1	4	8	6	3	7	2	5	9
4	7	2	9	6	1	5	8	3
2	5	9	7	4	8	3	6	1
9	3	7	5	2	6	1	4	8

75페이지 해답 ▶

2	6	4	1	5	3
6	4	2	5	3	1
3	1	5	2	6	4
5	3	1	4	2	6
1	5	3	6	4	2
4	2	6	3	1	5

5	3	1	4	2	6
2	6	4	1	5	3
6	4	2	5	3	1
3	1	5	2	6	4
1	5	3	6	4	2
4	2	6	3	1	5

3	6	2	4	1	5
6	3	5	1	4	2
4	1	3	5	2	6
2	5	1	3	6	4
5	2	4	6	3	1
1	4	6	2	5	3

7	2	9	5	3	4	8	1	6
1	5	3	8	6	7	2	4	9
5	9	7	3	1	2	6	8	4
3	7	5	1	8	9	4	6	2
8	3	1	6	4	5	9	2	7
9	4	2	7	5	6	1	3	8
4	8	6	2	9	1	5	7	3
6	1	8	4	2	3	7	9	5
2	6	4	9	7	8	3	5	1

3	6	1	8	5	9	4	7	2
9	3	7	5	2	6	1	4	8
4	7	2	9	6	1	5	8	3
2	5	9	7	4	8	3	6	1
7	1	5	3	9	4	8	2	6
1	4	8	6	3	7	2	5	9
6	9	4	2	8	3	7	1	5
8	2	6	4	1	5	9	3	7
5	8	3	1	7	2	6	9	4

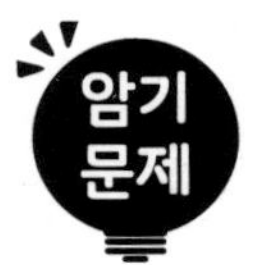

제시된 단어를 3분간 외운 다음 종이로 가리고 밑의 기록란에 순서와 관계없이 생각나는 대로 5분 이내에 적기 바랍니다.

책상 해삼 대만 구두 밀감 과자 부채 무관 커피 소장
토마토 감나무 목도리 양배추 가계부 식탁보 뱀장어
취나물 석고상 된장국 컴퓨터 가로등 보건소 각성제
거두절미 백발백중 전전긍긍

기록란

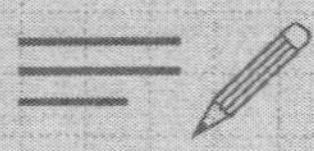

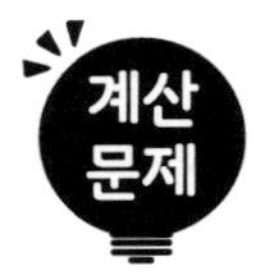

적합한 숫자나 기호(+, -, ×, ÷)를 (   ) 안에 넣으시오.

8+17-9=( )	28÷4+12=( )	14+16+8=( )
9-7+14=( )	27-7-11=( )	28÷2+17=( )
4+17-7=( )	24( )4+13=19	6+14+23=( )
8+9( )11=6	13-6+12=( )	23+7-15=( )
16+6+9=( )	14+7+16=( )	26-13( )8=21
13×2+9=( )	19+5-15=( )	8+14-12=( )
16+7+4=( )	13( )2-12=14	7( )16-14=9
3( )7-14=7	6+18-11=( )	13×3-12=( )
15+6+12=( )	6+17-12=( )	2×8+13=( )
28÷4+6= ( )	8( )17-12=13	12×3+17=( )
17+4+7=( )	18÷2+14=( )	13+12-4=( )
7( )9-12=4	3×12( )12=24	18( )6+11=14
24( )8+6=9	7+15-16=( )	12( )4-16=32
7+17+6=( )	14×3-13=( )	19-6+13=( )

8÷2+4×5-12=( )	3×7-3×5+6=( )
8+5×9-19=( )	29-4×3+8=( )
27÷3+5+16=( )	12×6-8-7=( )
4×6×2-24=( )	45÷9×4-12=( )
28-12÷4-7=( )	7+16÷4-4=( )
7×3÷3+24=( )	12×3+12÷3=( )

월 일

$3\times8=18(\quad)6$	$16-8=(\quad)\div3$	$3(\quad)9+8=26+9$
$13+5=6(\quad)3$	$6\times5=(\quad)+19$	$8(\quad)9-3=19-5$
$12-4=(\quad)\div2$	$36(\quad)4=18-9$	$12+16-4=6\times(\quad)$
$13-8=(\quad)\div9$	$27(\quad)9=9\times4$	$22+8=3\times(\quad)+3$
$13-6=(\quad)\div4$	$7(\quad)4=22+6$	$12\times(\quad)+12=6\times8$
$3+4=12(\quad)5$	$24-4=(\quad)+6$	$(\quad)-9=14-4$
$12\div3=(\quad)\div8$	$21-3=(\quad)+4$	$(\quad)\div4=4\div2+3$
$11-9=(\quad)\div9$	$9+12=(\quad)-7$	$3\times6+(\quad)=13+8$
$(\quad)+4=12+6$	$19-8=5+(\quad)$	$24\div6+2=(\quad)\div4$
$(\quad)\div6=11-7$	$4\times(\quad)=18\times2$	$18\div3+2=(\quad)\div3$
$4(\quad)11=9+6$	$21(\quad)9=5+7$	$7+4+5=9(\quad)7$
$11+9=(\quad)\times5$	$(\quad)+9=8+14$	$8+(\quad)=9-2+5$
$15+9=(\quad)+5$	$(\quad)-4=15-6$	$5+(\quad)=12+4$
$3\times6=11+(\quad)$	$16-5=(\quad)+4$	$2\times7(\quad)6=4+16$

$8+21\div3+3\times4=(\quad)$	$6\times5-8\div4+6=(\quad)$
$21\div3+11=7+(\quad)$	$28\div4+13=32-(\quad)$
$12\times2+27\div3=(\quad)$	$36\div4\times2+12=(\quad)$
$14+21+4=19+(\quad)$	$4\times23-12=84-(\quad)$
$3\times6\times2+14=14+(\quad)$	$36\div3\times2+16=(\quad)$
$52\div4+2\times8=(\quad)$	$24\div4+3\times10=13+(\quad)$

추리 문제 6개 칸은 1부터 6까지, 9개 칸은 1부터 9까지 가로, 세로 중복되지 않게 순서에 상관없이 공란에 기입한다.

	3			2	
3				4	1
	1		2		3
2				3	
4	6		1		
		5		1	4

3	1		2		
		2		3	1
	6				
5			4		6
	5			4	
4		6	3		5

5	2		3		
					1
6		1		2	5
	1		2		
	4	2		3	
3		4		5	

1		8	3		7		4	9
8	3		1	4		9	2	
	8	2		9	1			3
7		5	9		4		1	6
				5		1	3	
6		4	8		3	7		5
		9		7	8		5	
5	9		7	1		6	8	4
3	7		5		9	4		2

3		1	8		9		7	2
7	1		3	9		8		
	5	9		4	8		6	1
8		6	4		5	9		7
	9		2	8		7	1	
5		3	1		2			4
	4	8		3	7		5	
9			5	2			4	8
4	7		9		1	5		3

1	4			3	
		5	2		3
6				2	
	6		1	5	
5			3		4
2					1

	3		1		2
		2		1	
	4	6			3
				2	
2	5		3		4
5		4	6		

	2		3		1
6				1	
2		4	1		5
	3			6	
	5		6		
3		5		4	

8	1		4	6		9	2	5
2		1	7		6	3		8
	3	9		8	5		4	
4	6		9	2		5		1
		5	2		1		9	
3	5			1	7		6	9
	2	8		7				6
5		4	1		9		8	
7	9		3		2		1	4

5		6		4		1		7
2		3	5		6	7		
	4	8		6	2		5	9
4	1		7	3		9	2	
9		1	3		4	5		2
	7	2			5		8	3
	3		9	5		2	4	
8		9		7		4		1
3		4	6		7		1	5

해답은 다음 페이지에 있습니다.

추리문제 해답

◀ 80페이지 해답

1	3	6	4	2	5
3	5	2	6	4	1
5	1	4	2	6	3
2	4	1	5	3	6
4	6	3	1	5	2
6	2	5	3	1	4

3	1	5	2	6	4
6	4	2	5	3	1
2	6	4	1	5	3
5	3	1	4	2	6
1	5	3	6	4	2
4	2	6	3	1	5

5	2	6	3	1	4
2	5	3	6	4	1
6	3	1	4	2	5
4	1	5	2	6	3
1	4	2	5	3	6
3	6	4	1	5	2

1	5	8	3	6	7	2	4	9
8	3	6	1	4	5	9	2	7
4	8	2	6	9	1	5	7	3
7	2	5	9	3	4	8	1	6
9	4	7	2	5	6	1	3	8
6	1	4	8	2	3	7	9	5
2	6	9	4	7	8	3	5	1
5	9	3	7	1	2	6	8	4
3	7	1	5	8	9	4	6	2

3	6	1	8	5	9	4	7	2
7	1	5	3	9	4	8	2	6
2	5	9	7	4	8	3	6	1
8	2	6	4	1	5	9	3	7
6	9	4	2	8	3	7	1	5
5	8	3	1	7	2	6	9	4
1	4	8	6	3	7	2	5	9
9	3	7	5	2	6	1	4	8
4	7	2	9	6	1	5	8	3

81페이지 해답 ▶

1	4	2	5	3	6
4	1	5	2	6	3
6	3	1	4	2	5
3	6	4	1	5	2
5	2	6	3	1	4
2	5	3	6	4	1

6	3	5	1	4	2
3	6	2	4	1	5
1	4	6	2	5	3
4	1	3	5	2	6
2	5	1	3	6	4
5	2	4	6	3	1

4	2	6	3	5	1
6	4	2	5	1	3
2	6	4	1	3	5
5	3	1	4	6	2
1	5	3	6	2	4
3	1	5	2	4	6

8	1	7	4	6	3	9	2	5
2	4	1	7	9	6	3	5	8
1	3	9	6	8	5	2	4	7
4	6	3	9	2	8	5	7	1
6	8	5	2	4	1	7	9	3
3	5	2	8	1	7	4	6	9
9	2	8	5	7	4	1	3	6
5	7	4	1	3	9	6	8	2
7	9	6	3	5	2	8	1	4

5	2	6	8	4	9	1	3	7
2	8	3	5	1	6	7	9	4
7	4	8	1	6	2	3	5	9
4	1	5	7	3	8	9	2	6
9	6	1	3	8	4	5	7	2
1	7	2	4	9	5	6	8	3
6	3	7	9	5	1	2	4	8
8	5	9	2	7	3	4	6	1
3	9	4	6	2	7	8	1	5

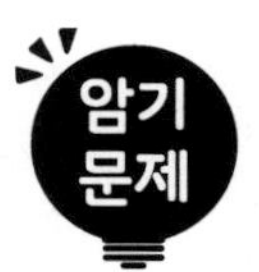

제시된 단어를 3분간 외운 다음 종이로 가리고 밑의 기록란에 순서와 관계없이 생각나는 대로 5분 이내에 적기 바랍니다.

백반 부모 새우 동해 주막 장구 비녀 사위 풍차 왕관
인력거 라디오 경마장 에디슨 단무지 배수관 저기압
밀가루 반도체 밤나무 갈고리 보청기 두꺼비 남동생
격세지감 박리다매 조강지처

기록란

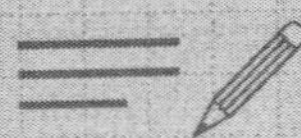

적합한 숫자나 기호(+, -, ×, ÷)를 (　　) 안에 넣으시오.

11+7-9=(　　)
15-6+4=(　　)
12÷4(　　)6=9
18÷3+6=(　　)
18+7-6=(　　)
4(　　)6-15=9
21÷3+7=(　　)
8+23-12=(　　)
4+17+8=(　　)
9+15-8=(　　)
24(　　)4+3=9
4×6+11=(　　)
8+15-6=(　　)
9-3+17=(　　)

2×11-12=(　　)
16+4+18=(　　)
28-3-14=(　　)
28÷7+15=(　　)
5×6+14=(　　)
9(　　)13-18=4
8+17-16=(　　)
12×3-15=(　　)
13×2-16=(　　)
16(　　)2+13=21
28-13+8=(　　)
26+5-12=(　　)
28÷4+12=(　　)
17-8+12=(　　)

37-8-12=(　　)
23-15+7=(　　)
9+11-15=(　　)
7+19-15=(　　)
9+14-12=(　　)
13×2-13=(　　)
13×3-19=(　　)
22+9-18=(　　)
18(　　)8-14=12
14+9+12=(　　)
19-7+14=(　　)
18(　　)15+8=11
21+14+3=(　　)
36÷2+11=(　　)

6÷2+4×7-12=(　　)
9+5×7-19=(　　)
29-12÷3-7=(　　)
27÷9+5+12=(　　)
7×4÷4+24=(　　)
5×3×2-24=(　　)

4×7-2×5+7=(　　)
32-4×4+9=(　　)
17+16÷4-8=(　　)
14×2-9-7=(　　)
11×2+12÷3=(　　)
36÷9×7-12=(　　)

월 일

( )+8=12×2 ( )+7=12+6 31+9-5=7×( )

16( )8=4×6 16( )4=6+6 25-4=6( )3+3

9+12=( )+8 ( )+14=9×3 3×6+( )=28-7

16+3=( )-6 4( )7=21+7 8( )4-8=29-5

17-2=5( )3 ( )÷5=3×3 17-4=4+( )

8×4=12+( ) 15( )4=9+2 ( )+8=21-4

13+8=( )-6 16-9=( )÷3 ( )+7=12+8

( )÷4=18-9 23-6=( )+5 12-6=( )÷5

( )÷2=4+12 ( )+6=13+5 4+2=( )÷7

( )-7=16+3 18-6=8( )4 ( )+12=24-7

18( )3=14-8 18-7=( )+5 18( )6=5+7

3( )6=12+6 18( )6=5+7 9( )14=5+18

( )+13=4×8 2( )9=12+6 7+12=11+( )

( )+8=9+12 4( )9=18-5 22+14=8+( )

3×6+21=19+( )

12×1+36÷3=( )

21÷3+9=7+( )

3×5×2+14=14+( )

7+21÷3+2×4=( )

48÷4+2×3=( )

4×21-12=84-( )

36÷9×3+11=( )

24÷4+13=32-( )

36÷6×2+16=( )

5×4-8÷4+6=( )

21÷3+2×10=13+( )

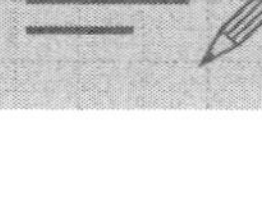

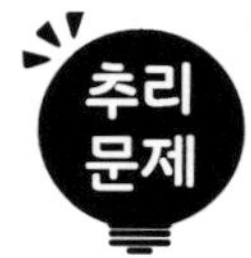

6개 칸은 1부터 6까지, 9개 칸은 1부터 9까지 가로, 세로 중복되지 않게 순서에 상관없이 공란에 기입한다.

5		1		2	
			2		4
	5			4	2
			3	1	
6		2	5		
	6			5	3

2			6		1
6		1			5
	1		2	6	
1					
	6	4			2
5		6		1	

	3				2
6			3		
	1		5		
5		1		6	3
	2	5			1
1			4	2	

	5	8		6	7		4	9
8	3		1	4			2	
5		3	7		2	6		4
	4	7		5		1	3	
3	7		5		9		6	2
6		4		2			9	
	6		4		8	3		1
4		2		9	1		7	3
7	2		9	3		8	1	

2	5		7		8	3		1
9		7		2		1		8
	7	2		6	1		8	
6	9		2			7	1	
8		6	4		5	9		7
	8	3		7	2		9	4
1	4		6	3		2	5	
		5	3		4	8		6
3		1		5		4		2

	4		6		5
		5		6	
6			5		4
	6				1
5	2			1	
2			1		6

		4		5	2
6	3		4		5
		3			
	2			1	4
1		2			
	1		2	6	

	3	1			
		4		3	5
6			5		
		5		4	6
1	5			2	
4		6			1

1		5		3				6
6		1	4		9		5	2
	1		7	2		6	8	
2		6			5	8		7
	9	3		1	2		7	
4	5		2	6		1	3	9
3		7	1		6	9		
	8	2		9	1		6	3
5	6		3	7		2	4	

5	4		7		8		6	1
8	7			6			9	
		6	4		5	8		7
1	9		3		4		2	6
	6	2		5		4	8	
9		4	2		3	6		5
3	2		5	1			4	
	5	1		4	9		7	2
4	3		6		7	1		9

해답은 다음 페이지에 있습니다.

해답

◀ 86페이지 해답

5	3	1	4	2	6
3	1	5	2	6	4
1	5	3	6	4	2
4	2	6	3	1	5
6	4	2	5	3	1
2	6	4	1	5	3

2	5	3	6	4	1
6	3	1	4	2	5
4	1	5	2	6	3
1	4	2	5	3	6
3	6	4	1	5	2
5	2	6	3	1	4

4	3	6	1	5	2
6	5	2	3	1	4
2	1	4	5	3	6
5	4	1	2	6	3
3	2	5	6	4	1
1	6	3	4	2	5

1	5	8	3	6	7	2	4	9
8	3	6	1	4	5	9	2	7
5	9	3	7	1	2	6	8	4
9	4	7	2	5	6	1	3	8
3	7	1	5	8	9	4	6	2
6	1	4	8	2	3	7	9	5
2	6	9	4	7	8	3	5	1
4	8	2	6	9	1	5	7	3
7	2	5	9	3	4	8	1	6

2	5	9	7	4	8	3	6	1
9	3	7	5	2	6	1	4	8
4	7	2	9	6	1	5	8	3
6	9	4	2	8	3	7	1	5
8	2	6	4	1	5	9	3	7
5	8	3	1	7	2	6	9	4
1	4	8	6	3	7	2	5	9
7	1	5	3	9	4	8	2	6
3	6	1	8	5	9	4	7	2

87페이지 해답 ▶

1	4	2	6	3	5
4	1	5	3	6	2
6	3	1	5	2	4
3	6	4	2	5	1
5	2	6	4	1	3
2	5	3	1	4	6

3	6	4	1	5	2
6	3	1	4	2	5
2	5	3	6	4	1
5	2	6	3	1	4
1	4	2	5	3	6
4	1	5	2	6	3

5	3	1	4	6	2
2	6	4	1	3	5
6	4	2	5	1	3
3	1	5	2	4	6
1	5	3	6	2	4
4	2	6	3	5	1

1	2	5	8	3	4	7	9	6
6	7	1	4	8	9	3	5	2
9	1	4	7	2	3	6	8	5
2	3	6	9	4	5	8	1	7
8	9	3	6	1	2	5	7	4
4	5	8	2	6	7	1	3	9
3	4	7	1	5	6	9	2	8
7	8	2	5	9	1	4	6	3
5	6	9	3	7	8	2	4	1

5	4	9	7	3	8	2	6	1
8	7	3	1	6	2	5	9	4
2	1	6	4	9	5	8	3	7
1	9	5	3	8	4	7	2	6
7	6	2	9	5	1	4	8	3
9	8	4	2	7	3	6	1	5
3	2	7	5	1	6	9	4	8
6	5	1	8	4	9	3	7	2
4	3	8	6	2	7	1	5	9

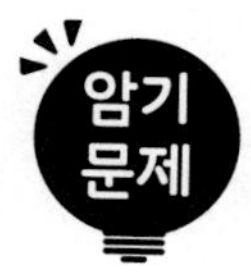

제시된 단어를 3분간 외운 다음 종이로 가리고 밑의 기록란에 순서와 관계없이 생각나는 대로 5분 이내에 적기 바랍니다.

양파 가위 씨름 우물 바둑 환갑 알밤 화병 호떡 헬멧
오징어 개나리 두꺼비 꾀꼬리 종달새 계측기 외손자
보험료 포병대 개표소 야구장 물망초 장난감 공증인
견원지간 백의종군 죽마지우

기록란

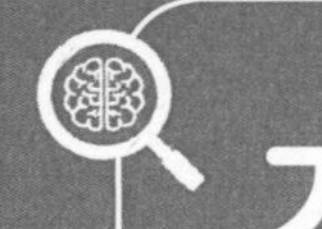

기능 검사

☑ 숫자 읽기

아래 숫자를 숫자(예 4-사, 9-구, 3-삼, 6-육과 같이)로 끝까지 소리 내어 읽고 걸린 시간을 기록한다. [분 초]

6 3 8 4 7 6 7 3 5 9 6 7 4 8 4 6 9 3 5 6 4
5 8 4 5 4 7 9 8 4 9 6 3 7 3 9 6 8 5 4 7 9
3 6 4 5 8 5 8 5 4 7 8 3 6 5 4 6 7 6 9 3 5
8 7 6 8 3 4 8 6 9 4 6 7 8 3 6 9 7 6 3 9 6
8 9 2 5 3 4 7 6 9 7 9 5 7 8 4 7 6 3 9 8 4
9 7 6 3 8 5 4 6 7 9 5 8 4 7 8 5 3 9 5 7 5
8 6 4 7 9 4 6 5 7 8 6 3 8 3 5 6 8 3 7 6 3
8 2 5 4 7 6 8 3 8 5 9 3 7 9 4 8 7 3 5 8 6
7 9 4 7 8 6 5 3 7 8 6 3 8 4 7 6 9 7 3 5 6
8 3 5 9 3 5 4 7 5 8 9 4 8 6 3 8 3 7 5 3 8
4 5 8 6 5 7 9 5 6 9 4 6 9 4 5 3 4 7 8 3 7
8 7 5 8 3 2 5 4 3 6 7 3 8 5 2 6 5 8 7 9 5
9 4 7 8 9 5 3 7 4 6 9 6 8 3 5 7 8 4 3 7 5
4 9 3 8 4 9 4 5 7 4 8 5 9 6 3 5 6 4 5 8 4

☑ 색채 읽기

위 숫자를 숫자로 읽지 않고 색채(예 5-빨강, 6-파랑, 4-노랑, 7-빨강, 8-검정, 6-초록, 4-보라와 같이)로 소리 내어 읽는다. [분 초]

☑ 숫자 계산

숫자를 더해서 십 자리는 제하고 한 자릿수만 적는다. 예를 들어 9와 6을 더하면 15이지만 10은 제하고 5만, 6과 8을 더하면 14이지만 4만, 8과 3은 1을, 3과 7은 0을 숫자와 숫자 사이에 적는다(7. **책의 사용 방법 설명 참조**). 끝까지 한 다음 걸린 시간을 기록한다.

[분 초]

7 6 4 9 8 6 4 3 4 7 8 5 7 9 4 5 3 9 3 4 8 6 7 5

8 9 8 5 6 5 8 6 8 3 7 5 4 9 3 5 4 5 8 6 9 3 5 6

4 7 4 7 6 5 4 5 8 3 7 8 9 5 6 5 6 4 7 8 5 4 8 6

4 5 3 8 7 8 3 8 5 8 9 7 6 3 4 8 9 7 6 8 5 7 8 9

8 3 7 8 7 6 5 9 6 4 6 9 3 4 7 9 3 4 6 7 4 6 3 8

7 4 6 3 5 8 6 3 7 5 9 8 6 5 7 9 5 6 4 9 8 7 6 5

9 6 8 3 7 8 9 4 6 9 3 4 3 7 5 8 6 5 4 9 6 3 7 5

6 9 7 6 4 8 6 7 5 7 9 8 3 8 6 5 3 7 7 8 3 7 5 6

5 9 3 6 5 7 8 5 3 8 4 9 7 5 4 9 3 7 4 8 4 7 4 5

3 8 5 7 9 5 4 6 8 2 5 9 6 3 9 5 7 3 5 8 9 4 8 3

7 8 6 9 6 9 8 6 9 5 8 4 7 6 9 7 5 3 8 5 7 6 4 8

6 7 9 5 4 6 8 9 3 5 8 3 4 9 6 5 9 7 6 5 3 9 7 6

3 8 7 6 8 7 5 3 4 7 8 9 4 7 9 4 5 7 6 8 7 9 3 7

9 3 4 4 9 6 3 8 7 8 6 7 5 4 7 8 4 5 8 7 6 3 3 8

5 4 8 5 9 6 7 4 8 9 4 7 5 8 6 7 9 4 3 9 8 6 7 4

8 6 7 9 4 8 7 8 6 7 5 3 8 7 6 3 8 7 6 3 8 7 5 4

8 5 9 3 5 9 4 5 6 3 5 7 3 6 3 8 5 3 8 3 6 4 5 4

8 6 7 9 6 8 3 4 2 8 5 7 9 3 5 7 6 8 4 7 6 5 3

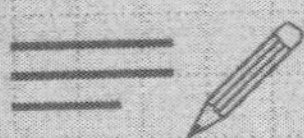

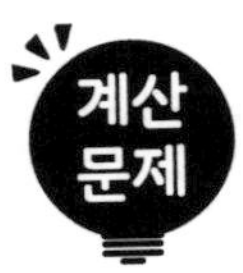

적합한 숫자나 기호(+, -, ×, ÷)를 (　　) 안에 넣으시오.

24÷6+7=(　　)
9+12+3=(　　)
27-5-2=(　　)
19+5-8=(　　)
12×3-7=(　　)
18÷2+7=(　　)
4×12-4=(　　)
24÷2×3= (　　)
14÷2+16=(　　)
32÷8+7=(　　)
9+11+5=(　　)
16(　　)2-4=4
6×5-15=(　　)
9+14-7=(　　)

8+12-13=(　　)
28÷7+15=(　　)
4×11-15=(　　)
12+8+12=(　　)
23(　　)3-13=7
12÷4+17=(　　)
27(　　)3+14=23
4+7+14=(　　)
18+12-8=(　　)
7+17-16=(　　)
11(　　)3-21=12
24-14(　　)7=17
11-6+14=(　　)
28÷4+16=(　　)

12×3-11=(　　)
9+15+14=(　　)
28-6-15=(　　)
24-14+7=(　　)
9+18-14=(　　)
6+27+12=(　　)
9+26-18=(　　)
21(　　)9+4=16
15×2-14=(　　)
12(　　)4-27=21
24-9+12=(　　)
26-6+14=(　　)
18(　　)12+3=9
22+15-7=(　　)

2×11-19=(　　)
24÷3+8+16=(　　)
32-12÷4-8=(　　)
5×2×3-24=(　　)
8÷4+4×5-12=(　　)
7×4÷4+24=(　　)

42-4×4-8=(　　)
13×3-8-17=(　　)
18+12÷4-4=(　　)
36÷9×4-11=(　　)
5×6-4×5+7=(　　)
14×2+12÷3=(　　)

월 일

$8+12=4(\quad)5$	$(\quad)\times 5=12+8$	$18+(\quad)=27-2$
$18-5=8(\quad)5$	$8(\quad)8=23-7$	$17+(\quad)=14+6$
$24+3=3(\quad)9$	$21+6=9\times(\quad)$	$3\times 2+(\quad)=16-2$
$25-4=3\times(\quad)$	$24+4=4(\quad)7$	$(\quad)-7=18-9$
$7+7=19-(\quad)$	$42\div 2=6+(\quad)$	$6\times(\quad)=12+12$
$12\div 4=(\quad)\div 9$	$12(\quad)2=4\times 6$	$24\div 4=(\quad)\div 3$
$9+4=19-(\quad)$	$7\times(\quad)=23+5$	$19-14=(\quad)\div 8$
$(\quad)+17=6\times 4$	$21(\quad)3=15-8$	$18\div 6+3=(\quad)\div 6$
$21(\quad)5=7+9$	$25-13=(\quad)+8$	$(\quad)+7=19-6$
$9(\quad)8=14+3$	$19-3=(\quad)+6$	$(\quad)-7=12+17$
$6(\quad)4=28-4$	$18(\quad)3=3\times 7$	$3\times(\quad)=26-8$
$14+(\quad)=7\times 4$	$14\times 3=(\quad)+19$	$(\quad)+5=6+15$
$(\quad)+13=6\times 5$	$3(\quad)9=21+6$	$12+12=4(\quad)6$
$14(\quad)3=8+9$	$23(\quad)3=4\times 5$	$14+16=9+(\quad)$

$2\times 7+16=16+(\quad)$	$3\times 21-12=74-(\quad)$
$36\div 4+4\times 3=(\quad)$	$20\div 4+2\times 10=13+(\quad)$
$27\div 3+9=6+(\quad)$	$24\div 6+13=31-(\quad)$
$2\times 6\times 2+14=14+(\quad)$	$24\div 8\times 4+12=(\quad)$
$9+24\div 3+2\times 4=(\quad)$	$6\times 4-16\div 4+6=(\quad)$
$11\times 2+32\div 4=(\quad)$	$27\div 9\times 3+11=(\quad)$

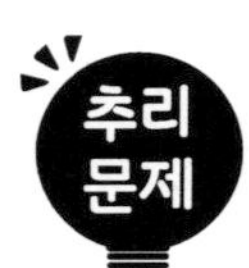

6개 칸은 1부터 6까지, 9개 칸은 1부터 9까지 가로, 세로 중복되지 않게 순서에 상관없이 공란에 기입한다.

	5			6	3
5	2		1		
			5	1	
1	4				2
			6		
6		5		4	1

		4	1		6
2		1		6	3
	3		2		
4			6		
	4			5	
3		2		1	

3		1			
	2		1		3
4		2		3	
		5			4
5			6	4	
	4	6			5

4	7			6	1		8	3
		7	5		6	1		
6	9		2	8		7	1	5
3		1		5	9		7	
	8	3			2	6		4
7			3	9		8	2	
	5	9		4	8		6	1
8		6	4		5	9		
1	4		6	3		2		9

8	3		1	4		9	2	7
5		3	7		2	6		4
	8	2		9	1		7	
6	1		8	2		7		5
		8	3		7		4	
2	6			7	8			1
	2	5		3			1	6
3		1	5		9		6	
9	4		2		6	1		8

	4				
3			2		
	3			2	6
	6	4			3
4		6	3		5
1			6	4	

	4		2		3
4		3		2	
2			3		4
	3		1	4	
					5
5		4			1

6			1	5	
			4		6
	6	2			1
			3	1	
5		3		4	
	3		2		4

8	1		7		3		9	5
3	5			6		1	4	
		6	9		5	8		7
7	9		6	1			8	4
	6	9				2	5	
6		2	5		1	4		3
9	2		8	3			1	
	4	7		5	6		3	8
5	7		4		9	3		2

4	5		7		8		6	1
7		3		6		5	9	
		7	5		6	9		8
9	1		3	8	4		2	6
	7	2		5		4	8	
3		8	6		7	1		9
8				7	3		1	
	6	1		4		3		2
1	2		4		5	8		7

해답은 다음 페이지에 있습니다.

추리 문제 해답

◀ 94페이지 해답

2	5	1	4	6	3
5	2	4	1	3	6
3	6	2	5	1	4
1	4	6	3	5	2
4	1	3	6	2	5
6	3	5	2	4	1

5	2	4	1	3	6
2	5	1	4	6	3
6	3	5	2	4	1
4	1	3	6	2	5
1	4	6	3	5	2
3	6	2	5	1	4

3	5	1	4	2	6
6	2	4	1	5	3
4	6	2	5	3	1
1	3	5	2	6	4
5	1	3	6	4	2
2	4	6	3	1	5

4	7	2	9	6	1	5	8	3
9	3	7	5	2	6	1	4	8
6	9	4	2	8	3	7	1	5
3	6	1	8	5	9	4	7	2
5	8	3	1	7	2	6	9	4
7	1	5	3	9	4	8	2	6
2	5	9	7	4	8	3	6	1
8	2	6	4	1	5	9	3	7
1	4	8	6	3	7	2	5	9

8	3	6	1	4	5	9	2	7
5	9	3	7	1	2	6	8	4
4	8	2	6	9	1	5	7	3
6	1	4	8	2	3	7	9	5
1	5	8	3	6	7	2	4	9
2	6	9	4	7	8	3	5	1
7	2	5	9	3	4	8	1	6
3	7	1	5	8	9	4	6	2
9	4	7	2	5	6	1	3	8

95페이지 해답 ▶

6	4	2	5	3	1
3	1	5	2	6	4
5	3	1	4	2	6
2	6	4	1	5	3
4	2	6	3	1	5
1	5	3	6	4	2

1	4	6	2	5	3
4	1	3	5	2	6
2	5	1	3	6	4
6	3	5	1	4	2
3	6	2	4	1	5
5	2	4	6	3	1

6	2	4	1	5	3
3	5	1	4	2	6
4	6	2	5	3	1
2	4	6	3	1	5
5	1	3	6	4	2
1	3	5	2	6	4

8	1	4	7	2	3	6	9	5
3	5	8	2	6	7	1	4	9
1	3	6	9	4	5	8	2	7
7	9	3	6	1	2	5	8	4
4	6	9	3	7	8	2	5	1
6	8	2	5	9	1	4	7	3
9	2	5	8	3	4	7	1	6
2	4	7	1	5	6	9	3	8
5	7	1	4	8	9	3	6	2

4	5	9	7	3	8	2	6	1
7	8	3	1	6	2	5	9	4
2	3	7	5	1	6	9	4	8
9	1	5	3	8	4	7	2	6
6	7	2	9	5	1	4	8	3
3	4	8	6	2	7	1	5	9
8	9	4	2	7	3	6	1	5
5	6	1	8	4	9	3	7	2
1	2	6	4	9	5	8	3	7

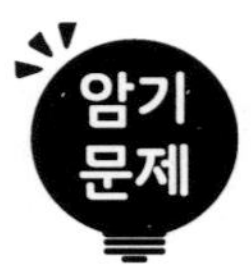

제시된 단어를 3분간 외운 다음 종이로 가리고 밑의 기록란에 순서와 관계없이 생각나는 대로 5분 이내에 적기 바랍니다.

민어 가위 교복 조상 건빵 태양 동무 피리 조개 공룡
소나무 올빼미 남한강 설악산 고양이 경희궁 수영장
파수꾼 청룡기 갈근탕 무궁화 여고생 경로당 교재비
결자해지 백전노장 자수성가

기록란

14 일(회)

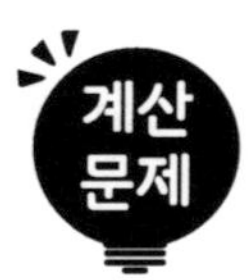

적합한 숫자나 기호(+, -, ×, ÷)를 (　　) 안에 넣으시오.

2(　　)7-11=3	11×4-16=(　　)	17+4(　　)13=8
17+8+7=(　　)	18(　　)3+13=19	17+15-16=(　　)
24÷4+5=(　　)	19+18-14=(　　)	21×2-19=(　　)
9+12+8=(　　)	11(　　)4-18=26	27(　　)3+15=24
6+12-4=(　　)	16+7-15=(　　)	16+18+11=(　　)
27(　　)3-2=7	18-12(　　)3=9	24(　　)9+17=32
5(　　)7-16=19	13+14-12=(　　)	14+12+13=(　　)
17+14-5=(　　)	28(　　)7+14=18	12+11-8=(　　)
19-5+14=(　　)	27(　　)8-15=4	24÷(　　)+16=22
7+13+4=(　　)	24÷4+18=(　　)	17+13+16=(　　)
7×4-16=(　　)	15+16-14=(　　)	22-17+13=(　　)
5×12-20=(　　)	19-12+13=(　　)	12(　　)15-18=9
12+8+7=(　　)	18+19-15=(　　)	36(　　)12+6=9
12×2+7=(　　)	36-9-13=(　　)	12+14-17=(　　)

28÷7+15+6=(　　)	13×2-8-7=(　　)
18+5×5-19=(　　)	32-4×3+8=(　　)
6×3÷3+21=(　　)	13×2+12÷3=(　　)
22-12÷4-7=(　　)	17+16÷4-4=(　　)
18÷2+4×3-12=(　　)	11×2-3×5+6=(　　)
2×6×3-24=(　　)	42÷6×3-18=(　　)

월 일

12×3=( )+14	11( )2=18+4	14+( )=19+7
13+9=27-( )	6×( )=12×3	4×( )+3=12+7
24-14=6( )4	( )÷6=14-7	14+15=( )+16
12+13=9+( )	( )÷8=18÷3	28( )14=16-2
22-7=5( )3	13-5=18-( )	( )+17=12+16
13+15=4×( )	15×2=( )+12	( )÷4+3=13-4
22-18=8( )2	27-14=( )+8	( )÷3=26-17
13×2=( )+20	6×4=9+( )	( )÷4=10÷5+2
( )÷5=8÷2	19-7=4+( )	4×11+3=15+( )
21-8=( )÷3	11+( )=17+8	17-6=( )÷4+3
12+3=( )÷2	4×( )=21+3	6×4=15+( )
( )÷6=4+2	13+( )=15+7	8×2+13=16+( )
14( )3=47-5	27-13=( )+6	( )+18=12×2
8×4=16+( )	25-14=6+( )	28-( )=6×3

24÷12+2×3=( )	27÷3+2×11=13+( )
4×6+11=19+( )	6×11-16=64-( )
28÷4+9=7+( )	24÷6+15=32-( )
4×2×2+12=16+( )	27÷9×4+14=( )
11×3+32÷4=( )	32÷4×3+11=( )
8+24÷6+2×4=( )	6×3-8÷2+6=( )

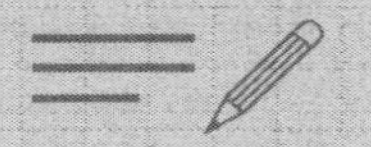

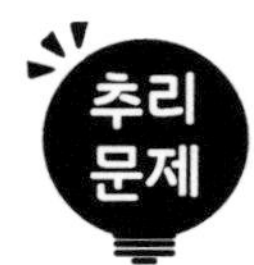

6개 칸은 1부터 6까지, 9개 칸은 1부터 9까지 가로, 세로 중복되지 않게 순서에 상관없이 공란에 기입한다.

	5	4			6
5	2		4		3
		5		4	
6				1	4
		6			
	4		6	2	

	5		4		6
		3		4	
	4				5
		4		5	
4	6		5		1
1		5	2		

	4		2		3
	1		5	2	
		5			
3	6		4		5
5				3	
		1		6	4

5	9		2		3	1		6
8		7	5	2		4	1	
	8	3		7	2		6	5
7	2		4			3		8
		9		4		6		
3	7		9		1		5	4
	1	5		9		2	8	
2		1	8			7		3
9	4		6	3	7		2	1

2	7		5		9		6	3
4		3		1		6	8	
		2	6		1	5		4
6	2		9	3	4		1	7
	5	8		6		2	4	
7		6	1		5	9		8
5				2	3		9	
	6	9		7		3		2
8	4		2		6	1		9

6				2	
		4	2		1
1			6	3	
	1	5		6	
2			1		6
5					3

		5	2		3
4		2		3	6
	5				
6			1		
	6		4	2	
5		3		4	

2			4	6	
	2	4			6
1			3		
	6		5		4
4		3		2	
			2		1

9		8		3		2	5	
6	1		3	9	4		2	7
		1	8			4		3
7		6		1		9	3	
1	5		7		8		6	2
	7	2		6		5		4
5		4	2		3		1	
8	3		5	2		1		9
	8	3		7	2		9	5

1		9	4		8	3		2
5	1			2		7	9	
		7	2		6		3	9
6	2		9		4	8		7
3		2		9		5	7	
	3	6			5			8
2	7		5	8		4	6	3
4		3	7		2	6		
	5	8		6	7		4	1

해답은 다음 페이지에 있습니다.

해답

◀ 100페이지 해답

2	5	4	1	3	6
5	2	1	4	6	3
3	6	5	2	4	1
6	3	2	5	1	4
4	1	6	3	5	2
1	4	3	6	2	5

3	5	1	4	2	6
5	1	3	6	4	2
2	4	6	3	1	5
6	2	4	1	5	3
4	6	2	5	3	1
1	3	5	2	6	4

1	4	6	2	5	3
4	1	3	5	2	6
6	3	5	1	4	2
3	6	2	4	1	5
5	2	4	6	3	1
2	5	1	3	6	4

5	9	4	2	8	3	1	7	6
8	3	7	5	2	6	4	1	9
4	8	3	1	7	2	9	6	5
7	2	6	4	1	5	3	9	8
1	5	9	7	4	8	6	3	2
3	7	2	9	6	1	8	5	4
6	1	5	3	9	4	2	8	7
2	6	1	8	5	9	7	4	3
9	4	8	6	3	7	5	2	1

2	7	1	5	8	9	4	6	3
4	9	3	7	1	2	6	8	5
3	8	2	6	9	1	5	7	4
6	2	5	9	3	4	8	1	7
9	5	8	3	6	7	2	4	1
7	3	6	1	4	5	9	2	8
5	1	4	8	2	3	7	9	6
1	6	9	4	7	8	3	5	2
8	4	7	2	5	6	1	3	9

101페이지 해답 ▶

6	3	1	5	2	4
3	6	4	2	5	1
1	4	2	6	3	5
4	1	5	3	6	2
2	5	3	1	4	6
5	2	6	4	1	3

1	4	5	2	6	3
4	1	2	5	3	6
2	5	6	3	1	4
6	3	4	1	5	2
3	6	1	4	2	5
5	2	3	6	4	1

2	5	1	4	6	3
5	2	4	1	3	6
1	4	6	3	5	2
3	6	2	5	1	4
4	1	3	6	2	5
6	3	5	2	4	1

9	4	8	6	3	7	2	5	1
6	1	5	3	9	4	8	2	7
2	6	1	8	5	9	4	7	3
7	2	6	4	1	5	9	3	8
1	5	9	7	4	8	3	6	2
3	7	2	9	6	1	5	8	4
5	9	4	2	8	3	7	1	6
8	3	7	5	2	6	1	4	9
4	8	3	1	7	2	6	9	5

1	6	9	4	7	8	3	5	2
5	1	4	8	2	3	7	9	6
8	4	7	2	5	6	1	3	9
6	2	5	9	3	4	8	1	7
3	8	2	6	9	1	5	7	4
7	3	6	1	4	5	9	2	8
2	7	1	5	8	9	4	6	3
4	9	3	7	1	2	6	8	5
9	5	8	3	6	7	2	4	1

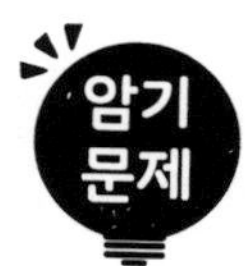

제시된 단어를 3분간 외운 다음 종이로 가리고 밑의 기록란에 순서와 관계없이 생각나는 대로 5분 이내에 적기 바랍니다.

병어 까치 벼루 종이 계곡 군대 사돈 물범 무용 벼락
피아노 아산만 살충제 낙하산 승무원 조카딸 통화료
방공호 구경꾼 청송군 국세청 서유기 난쟁이 도깨비
경거망동 비몽사몽 자초지종

기록란

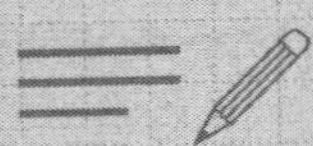

적합한 숫자나 기호(+, -, ×, ÷)를 (　　) 안에 넣으시오.

24÷4+3=(　　)

32÷4+6=(　　)

9+12+4=(　　)

5+15-6=(　　)

16+4-8=(　　)

7(　　)4-21=7

8+15-4=(　　)

9-5+15=(　　)

6+11+4=(　　)

7(　　)9-11=5

22-9-6=(　　)

14+4+7=(　　)

11×2-7=(　　)

9+4+16=(　　)

8+14-12=(　　)

2(　　)12-16=8

12×4-18=(　　)

16(　　)5-13=8

25-12+6=(　　)

14+4-12=(　　)

28÷7+12=(　　)

27(　　)9+14=17

24÷6+15=(　　)

8+12+14=(　　)

3(　　)11-24=9

16(　　)7-14=9

24-7-11=(　　)

9+16-12=(　　)

13×2-16=(　　)

12×2+16=(　　)

14-9+16=(　　)

16(　　)4-13=7

18-9+17=(　　)

16+14+3=(　　)

12+13+7=(　　)

24÷2+14=(　　)

7+14+14=(　　)

12-8+13=(　　)

27-8(　　)12=7

19-16(　　)8=11

9+18-13=(　　)

14(　　)3-15=27

8-12÷4-7=(　　)

4+5×9-19=(　　)

32÷8+5+16=(　　)

4×2×3-14=(　　)

9÷3+4×4-12=(　　)

6×2÷3+24=(　　)

17+16÷4-14=(　　)

28-4×4+18=(　　)

13×3-8-17=(　　)

42÷7×4-12=(　　)

4×7-3×5+16=(　　)

12×2+18÷3=(　　)

월 일

18÷3=12( )6	3×( )=16+8	12( )6=24-6
12+13=8+( )	( )+3=18-9	6( )5=9×3+3
12+16=( )+5	11+( )=12+5	9×3=16( )11
12×3=( )+6	18-( )=15÷3	24( )4=15-9
4×4=25-( )	18+6=( )+7	3×6+( )=4×6
8÷( )=12-8	15-12=( )÷6	7×4=14+( )
( )÷6=12-8	( )+5=19-3	32-4=7×( )
6×4=12+( )	( )÷4=16-9	27( )21=24÷4
12+17=( )+9	( )÷7=16-12	12×3=6( )6
17+( )=28-6	26-( )=5+14	4×4+2=28-( )
15+21=6×( )	19+12=13+( )	6( )4=29-5
24-8=2( )8	21-17=( )÷4	( )+7=15+8
( )×8=12+12	18( )5=19-6	18+7=12+( )
14+( )=4×6	8( )4=16+16	14+9=17+( )

48÷4+9=7+( )	32÷8+13=22-( )
9+21÷3+3×4=( )	11×3-8÷4+6=( )
11×3+24÷3=( )	36÷9×3+11=( )
4×3×4+14=14+( )	24÷3×4-16=( )
3×6+21=19+( )	2×11-16=14-( )
44÷4+3×3=( )	27÷3+2×11=13+( )

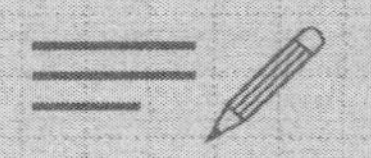

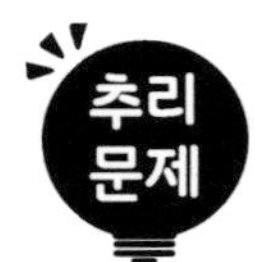

6개 칸은 1부터 6까지, 9개 칸은 1부터 9까지 가로, 세로 중복되지 않게 순서에 상관없이 공란에 기입한다.

1		5		6	4
3	5		4		
			6	4	
	4				5
4			5		
	2			5	3

	3				2
2			1		
	4				3
	2	6		5	
1		3	6		4
3			2	4	

6		4		5	
	4		3		5
	6	2			
1			2	6	
3		1			
	1	3			2

8		6	4		5		3	7
1	4			3	7			9
	7		9	6		5	8	
9			5		6	1		8
	9	4		8	3		1	
3		1	8		9	4		2
5	8		1	7		6	9	
		5		9	4		2	6
2	5		7		8	3		1

7		5		3		4	1	
3	7		5	8	4		6	2
		7	2			6		8
8		6		4		5	2	
5	9		7		6		8	4
	8	2		9		1		3
6		4	8		7		9	
1	5		3	6		7		9
	6	9		7	3		5	1

	5		6		2
	2			1	
2			1		3
	4				1
3		5		6	
5			4		6

6	4		3		
	1				5
5		6		4	1
			5		
	2	5		3	
1		2		6	

4	6		1		
		5	3		4
	4				6
5			2	6	
1	3				5
	5			4	

	9	4		8	3		1	5
9		7	5		6		4	
3	6		8	5		4		2
	2	6			5	9		7
4		2		6			8	
1	4		6		7	2		9
	8	3		7	2		9	4
7		5		9		8	2	
2		9	7		8	3		1

8	3		1		5	9		7
	9	3		1	2		8	4
4		2		9		5		
	2		9		4		1	6
3		1		8	9			2
9	4		2	5		1	3	
		4	8		3	7		
1		8		6	7		4	9
2	6		4	7		3	5	1

해답은 다음 페이지에 있습니다.

해답

◀ 106페이지 해답

1	3	5	2	6	4
3	5	1	4	2	6
5	1	3	6	4	2
2	4	6	3	1	5
4	6	2	5	3	1
6	2	4	1	5	3

5	3	1	4	6	2
2	6	4	1	3	5
6	4	2	5	1	3
4	2	6	3	5	1
1	5	3	6	2	4
3	1	5	2	4	6

6	2	4	1	5	3
2	4	6	3	1	5
4	6	2	5	3	1
1	3	5	2	6	4
3	5	1	4	2	6
5	1	3	6	4	2

8	2	6	4	1	5	9	3	7
1	4	8	6	3	7	2	5	9
4	7	2	9	6	1	5	8	3
9	3	7	5	2	6	1	4	8
6	9	4	2	8	3	7	1	5
3	6	1	8	5	9	4	7	2
5	8	3	1	7	2	6	9	4
7	1	5	3	9	4	8	2	6
2	5	9	7	4	8	3	6	1

7	2	5	9	3	8	4	1	6
3	7	1	5	8	4	9	6	2
9	4	7	2	5	1	6	3	8
8	3	6	1	4	9	5	2	7
5	9	3	7	1	6	2	8	4
4	8	2	6	9	5	1	7	3
6	1	4	8	2	7	3	9	5
1	5	8	3	6	2	7	4	9
2	6	9	4	7	3	8	5	1

107페이지 해답 ▶

1	5	3	6	4	2
4	2	6	3	1	5
2	6	4	1	5	3
6	4	2	5	3	1
3	1	5	2	6	4
5	3	1	4	2	6

6	4	1	3	5	2
3	1	4	6	2	5
5	3	6	2	4	1
2	6	3	5	1	4
4	2	5	1	3	6
1	5	2	4	6	3

4	6	3	1	5	2
6	2	5	3	1	4
2	4	1	5	3	6
5	1	4	2	6	3
1	3	6	4	2	5
3	5	2	6	4	1

6	9	4	2	8	3	7	1	5
9	3	7	5	2	6	1	4	8
3	6	1	8	5	9	4	7	2
8	2	6	4	1	5	9	3	7
4	7	2	9	6	1	5	8	3
1	4	8	6	3	7	2	5	9
5	8	3	1	7	2	6	9	4
7	1	5	3	9	4	8	2	6
2	5	9	7	4	8	3	6	1

8	3	6	1	4	5	9	2	7
5	9	3	7	1	2	6	8	4
4	8	2	6	9	1	5	7	3
7	2	5	9	3	4	8	1	6
3	7	1	5	8	9	4	6	2
9	4	7	2	5	6	1	3	8
6	1	4	8	2	3	7	9	5
1	5	8	3	6	7	2	4	9
2	6	9	4	7	8	3	5	1

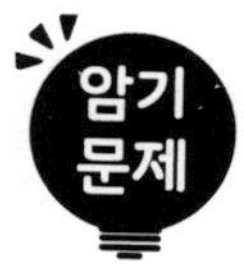

제시된 단어를 3분간 외운 다음 종이로 가리고 밑의 기록란에 순서와 관계없이 생각나는 대로 5분 이내에 적기 바랍니다.

토란 기린 돼지 우박 행상 탕약 영웅 외가 지뢰 옥돔
나팔꽃 임진강 광복군 당인리 통일로 허생전 오누이
석양빛 강철봉 포스터 각설탕 쌍가마 놋그릇 가오리
고진감래 사면초가 자화자찬

기록란

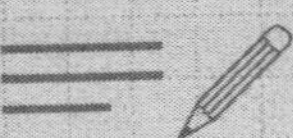

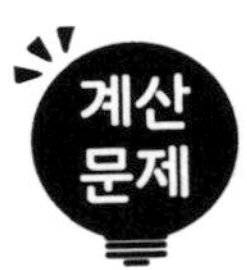

적합한 숫자나 기호(+, -, ×, ÷)를 ( ) 안에 넣으시오.

8×4+11=( )	12+6-13=( )	12×2+15=( )
12÷3+15=( )	8( )11-13=6	12+13+7=( )
17+9-12=( )	12+16-17=( )	13-3+13=( )
18÷2+6=( )	32÷4+12=( )	8+12+19=( )
14+12+8=( )	11×3+12=( )	7+14-16=( )
9( )6+12=15	9+16-13=( )	12×4-12=( )
12×3+7=( )	12+5( )12=5	9+12-14=( )
18( )3+5=11	17( )4-8=13	13×4-16=( )
14+15+9=( )	18( )3+15=21	16( )11+7=12
8+15+13=( )	2×11+13=( )	12÷4+13=( )
12( )4+6=9	17+14-15=( )	15×2+11=( )
28÷4+5=( )	19+15-18=( )	12×2+12=( )
14×2-13=( )	18( )14-12=20	26( )22+3=7
6+16-14=( )	28÷7+26=( )	12+11-19=( )

6÷2+6×5-12=( )	12×2-3×5+16=( )
18+5×2-18=( )	49-13×3+8=( )
27-12÷2-7=( )	17+16÷4-14=( )
36÷9+4+16=( )	12×3-18-12=( )
8×12÷6+24=( )	11×2+18÷3=( )
4×4×2-24=( )	20÷5×4-12=( )

월 일

$(\quad)+7=14+9$

$12+(\quad)=4\times6$

$12+16=5+(\quad)$

$18-2=12(\quad)4$

$8\times4=14+(\quad)$

$2\times11=(\quad)+8$

$2\times16=42-(\quad)$

$14+12=7+(\quad)$

$18+(\quad)=11\times3$

$24\div3=9-(\quad)$

$24-19=(\quad)\div5$

$(\quad)\div4=12\div3$

$18\times(\quad)=29+7$

$(\quad)+15=13+7$

$15+(\quad)=17+4$

$28(\quad)16=4\times3$

$12(\quad)3=19+17$

$7\times(\quad)=32-4$

$15(\quad)2=17+13$

$36(\quad)3=14-2$

$24\div(\quad)=14-8$

$15+7=(\quad)+18$

$29-14=5+(\quad)$

$17+(\quad)=15+9$

$12\times(\quad)=18\times2$

$19+(\quad)=14+8$

$(\quad)+18=12\times4$

$18+(\quad)=16\times2$

$3\times8-6=12+(\quad)$

$4+12=7(\quad)3-5$

$13+(\quad)=19+6$

$2\times8+(\quad)=12+7$

$7\times3=(\quad)+18$

$6\times(\quad)+2=27-7$

$(\quad)+17=7+16$

$(\quad)+8=23-6$

$14-5=(\quad)\div5+4$

$14\div7+8=4+(\quad)$

$13-7=(\quad)\div8+3$

$6+7=18-(\quad)$

$8-4+9=11+(\quad)$

$15+8=(\quad)-3$

$6\times3+18=19+(\quad)$

$27\div3+18=7+(\quad)$

$12\times3+24\div3=(\quad)$

$11\times2-4+4=14+(\quad)$

$36\div9+12\times3=(\quad)$

$7+25\div5+2\times4=(\quad)$

$11\times2-12=24-(\quad)$

$28\div7+12=32-(\quad)$

$32\div8\times7+12=(\quad)$

$24\div6\times11-36=(\quad)$

$15\div3+12\times3=13+(\quad)$

$13\times2-18\div3+6=(\quad)$

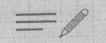

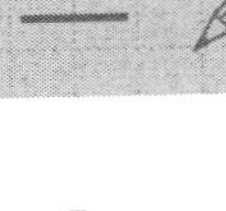

6개 칸은 1부터 6까지, 9개 칸은 1부터 9까지 가로, 세로 중복되지 않게 순서에 상관없이 공란에 기입한다.

	5				3
4		5	1		
	6			1	
	4		3	5	
3			6		
5		6		4	1

3	7		9	6		5	8	
5		4		8	3		1	6
	4		6		7	2		1
2		1		5		4	7	
8	3		5		6		4	9
	8	3		7		6		5
7		6				9	3	
1	5		7	4	8		6	2
	1	5		9		8		7

5		4		6	
	3		4		
3				4	1
	2		3		4
2	4			3	
				5	2

4		2		1				5
1		8	4		9		5	2
	4		2	5		1	3	
2		9			1	4		3
	1	3		2	4		9	
3	8		6	9		5	7	4
6		4	9		5	8		
	5	7		6	8		4	1
7	3		1	4		9	2	

	6		1		2
6				2	
2		3	6		1
	1			6	
	4		5		
5		6		1	

	3	6			1
	1		6	2	
					3
	2		1	3	
2		3	5		4
6				5	

3			4		2
6		4			5
	4		3	5	
5					
	3		2		6
4	6			1	

	1	3			6
			2	5	
5	2		6		1
3		2		1	
		5			2
2				6	

8		7	2		9		3	6
	7	1			3	4		9
5	1		8	2		7	9	
7		6	1		8			5
		3		1		6		2
9	5		3		1		4	7
	2	5		3		8	1	
3		2	6		4	5		1
1	6		4		2		5	8

7		6	4		5		3	8
2	6		8	5		4		
	8	3		7	2		9	5
6		5	3		4	8		7
	7		9	6		5	8	
8		7	5		6			9
	9	4		8	3		1	
1			7	4			6	2
9	4		6		7	2		1

해답은 다음 페이지에 있습니다.

해답

◀ 112페이지 해답

1	5	2	4	6	3
4	2	5	1	3	6
2	6	3	5	1	4
6	4	1	3	5	2
3	1	4	6	2	5
5	3	6	2	4	1

5	1	4	2	6	3
1	3	6	4	2	5
3	5	2	6	4	1
6	2	5	3	1	4
2	4	1	5	3	6
4	6	3	1	5	2

3	6	4	1	5	2
6	3	1	4	2	5
2	5	3	6	4	1
4	1	5	2	6	3
1	4	2	5	3	6
5	2	6	3	1	4

3	7	2	9	6	1	5	8	4
5	9	4	2	8	3	7	1	6
9	4	8	6	3	7	2	5	1
2	6	1	8	5	9	4	7	3
8	3	7	5	2	6	1	4	9
4	8	3	1	7	2	6	9	5
7	2	6	4	1	5	9	3	8
1	5	9	7	4	8	3	6	2
6	1	5	3	9	4	8	2	7

4	9	2	7	1	3	6	8	5
1	6	8	4	7	9	3	5	2
8	4	6	2	5	7	1	3	9
2	7	9	5	8	1	4	6	3
5	1	3	8	2	4	7	9	6
3	8	1	6	9	2	5	7	4
6	2	4	9	3	5	8	1	7
9	5	7	3	6	8	2	4	1
7	3	5	1	4	6	9	2	8

113페이지 해답 ▶

5	3	6	2	4	1
3	1	4	6	2	5
1	5	2	4	6	3
4	2	5	1	3	6
2	6	3	5	1	4
6	4	1	3	5	2

3	5	1	4	6	2
6	2	4	1	3	5
2	4	6	3	5	1
5	1	3	6	2	4
1	3	5	2	4	6
4	6	2	5	1	3

4	1	3	5	2	6
1	4	6	2	5	3
5	2	4	6	3	1
3	6	2	4	1	5
6	3	5	1	4	2
2	5	1	3	6	4

8	4	7	2	5	9	1	3	6
2	7	1	5	8	3	4	6	9
5	1	4	8	2	6	7	9	3
7	3	6	1	4	8	9	2	5
4	9	3	7	1	5	6	8	2
9	5	8	3	6	1	2	4	7
6	2	5	9	3	7	8	1	4
3	8	2	6	9	4	5	7	1
1	6	9	4	7	2	3	5	8

7	2	6	4	1	5	9	3	8
2	6	1	8	5	9	4	7	3
4	8	3	1	7	2	6	9	5
6	1	5	3	9	4	8	2	7
3	7	2	9	6	1	5	8	4
8	3	7	5	2	6	1	4	9
5	9	4	2	8	3	7	1	6
1	5	9	7	4	8	3	6	2
9	4	8	6	3	7	2	5	1

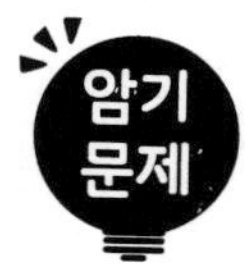

제시된 단어를 3분간 외운 다음 종이로 가리고 밑의 기록란에 순서와 관계없이 생각나는 대로 5분 이내에 적기 바랍니다.

홍합 목련 장미 유교 군밤 당근 어촌 바지 호미 팽이
옥동자 섬진강 칠면조 미장원 주유소 계절풍 여동생
방갈로 오갈피 반려자 오작교 책가방 돌고래 모란봉
구중궁궐 살신성인 작심삼일

기록란

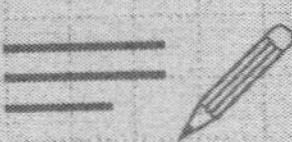

적합한 숫자나 기호(+, -, ×, ÷)를 (   ) 안에 넣으시오.

8( )8-12=4	3( )12-28=8	12( )12-17=7
18÷3+6=( )	9( )12-15=6	13×2+14=( )
24÷4+8=( )	7+12-17=( )	13×2-19=( )
7+12+7=( )	13×3-19=( )	28( )7+11=15
8+13-5=( )	12+8-15=( )	12+8+13=( )
14+9-3=( )	36( )9+15=19	15-7+16=( )
8+7( )12=3	11+12+3=( )	21-16+( )=9
8+16-8=( )	24÷6+13=( )	21-16+7=( )
3+13( )9=7	15( )9-17=7	28( )14+6=8
6+13+6=( )	21÷3+16=( )	8+12+13=( )
7( )4-19=9	6+11+19=( )	18( )6+12=15
11+7+3=( )	4×3+14=( )	9+14-12=( )
9+8( )11=6	8+17-13=( )	11×3-13=( )
4×11-5=( )	12+6+12=( )	6+14-14=( )

18+5×3-12=( )	26-4×3+18=( )
14÷2+3×4-16=( )	3×9-3×7+7=( )
28-12÷4-7=( )	14+16÷4-14=( )
28÷7+5+16=( )	11×4-8-12=( )
6×5÷5+23=( )	12×2+16÷4=( )
2×6×3-21=( )	32÷4×4-12=( )

월 일

9÷( )=6÷2
4×7=( )+8
3×12=17+( )
( )÷4=11-8
16+( )=9×2
( )+14=4×6
3( )4=19-7
4×( )=19-3
7( )7=12+2
( )+6=3×6
9×( )=6×3
( )×4=12+8
8+12=( )-3
18-6=3×( )

14÷2=( )÷3
18-12=( )÷2
15-( )=24÷3
( )÷4=18÷3
18-2=12+( )
21-7=( )+6
6+15=3×( )
18-3=10( )5
( )+11=15+6
24( )6=12+6
8+( )=13×2
( )+18=4×6
6( )18=8×3
6( )6=16-4

( )÷6+2=11-6
14-8=( )÷7+4
24÷6-2=( )÷6
15÷3-3=( )÷8
( )×2+6=18+6
( )-7=12+8
( )+6=19-3
8+( )=16+5
11×2=16+( )
12×2+8=8+( )
12×3=( )+6
9+12=7×( )
8×( )=29+3
27-15=4×( )

3×12+11=17+( )
2×6×3+14=14+( )
24÷4+13=7+( )
42÷6+12×2=( )
16×2+12÷3=( )
8+15÷3+2×3=( )

14×2-12-8=24-( )
32÷8×3+16=( )
21÷7+2+6=21-( )
24÷4+2×10=13+( )
18÷9×3+14=( )
11×2-8÷4+6=( )

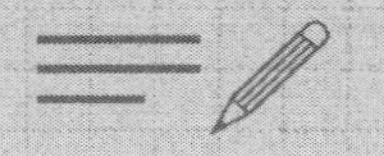

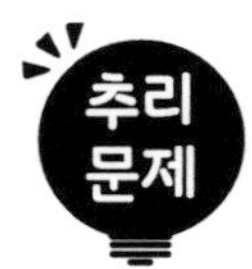

6개 칸은 1부터 6까지, 9개 칸은 1부터 9까지 가로, 세로 중복되지 않게 순서에 상관없이 공란에 기입한다.

2		3			1
	3		4		5
4				6	
1		2			6
	2			1	
3		4		5	

			2	4	
3	1			2	
	5		4		3
4				3	
6		1	3		
		3		1	4

	6		2		1
	3		5		
2		3		4	
4	1		3		2
				3	
		6		1	3

	9	3		1	4		8	5
6	4		2	5		1		9
7		8	3		9		4	
	2			3		8		7
1	8		6		3		7	4
	6	9		7		3	5	
5		6	1		7	9		8
	7			8	2		6	3
3	1		8	2		7	9	

	2	6		1	5		3	8
3		2	9		1		8	
8	3		5	2		1		9
	1	5			4	8		7
2		1		5			7	
9	4		6		7	2		1
	9	4		8	3		1	6
1		9		4		3	6	
4		3	1		2	6		5

4					3
2		6			1
	2	4		3	
	5				2
1		5	2		
	1		6		4

		3	6		1
5		6		1	4
	4		5		
3			1		
	3			2	
4		5		6	

6		1			
	2			3	6
2		3		1	
		6			1
1			4	6	
	1	4			5

	2	7		1	5		3	8
3	8		1	7			9	
2		3	9		1	5		4
	1	6		9		8	2	
8	4		6		7		5	1
4		5		8			1	
	5		7		8	3		2
7		8		2	6		4	9
1	6		8	5		4	7	

7	5		3		8	2		4
4		6	9			8	7	
	7	2		8	1		3	6
1	8		6		2	5		7
		8		5		1	9	
2	9		7		3		5	8
	6	1		7		3		
5		7	1			9		2
3	1		8	2	4		6	9

해답은 다음 페이지에 있습니다.

해답

◀ 118페이지 해답

2	5	3	6	4	1
6	3	1	4	2	5
4	1	5	2	6	3
1	4	2	5	3	6
5	2	6	3	1	4
3	6	4	1	5	2

5	3	6	2	4	1
3	1	4	6	2	5
1	5	2	4	6	3
4	2	5	1	3	6
6	4	1	3	5	2
2	6	3	5	1	4

3	6	4	2	5	1
6	3	1	5	2	4
2	5	3	1	4	6
4	1	5	3	6	2
1	4	2	6	3	5
5	2	6	4	1	3

2	9	3	7	1	4	6	8	5
6	4	7	2	5	8	1	3	9
7	5	8	3	6	9	2	4	1
4	2	5	9	3	6	8	1	7
1	8	2	6	9	3	5	7	4
8	6	9	4	7	1	3	5	2
5	3	6	1	4	7	9	2	8
9	7	1	5	8	2	4	6	3
3	1	4	8	2	5	7	9	6

7	2	6	4	1	5	9	3	8
3	7	2	9	6	1	5	8	4
8	3	7	5	2	6	1	4	9
6	1	5	3	9	4	8	2	7
2	6	1	8	5	9	4	7	3
9	4	8	6	3	7	2	5	1
5	9	4	2	8	3	7	1	6
1	5	9	7	4	8	3	6	2
4	8	3	1	7	2	6	9	5

119페이지 해답 ▶

4	6	2	5	1	3
2	4	6	3	5	1
6	2	4	1	3	5
3	5	1	4	6	2
1	3	5	2	4	6
5	1	3	6	2	4

2	5	3	6	4	1
5	2	6	3	1	4
1	4	2	5	3	6
3	6	4	1	5	2
6	3	1	4	2	5
4	1	5	2	6	3

6	4	1	3	5	2
4	2	5	1	3	6
2	6	3	5	1	4
5	3	6	2	4	1
1	5	2	4	6	3
3	1	4	6	2	5

6	2	7	4	1	5	9	3	8
3	8	4	1	7	2	6	9	5
2	7	3	9	6	1	5	8	4
5	1	6	3	9	4	8	2	7
8	4	9	6	3	7	2	5	1
4	9	5	2	8	3	7	1	6
9	5	1	7	4	8	3	6	2
7	3	8	5	2	6	1	4	9
1	6	2	8	5	9	4	7	3

7	5	9	3	6	8	2	1	4
4	2	6	9	3	5	8	7	1
9	7	2	5	8	1	4	3	6
1	8	3	6	9	2	5	4	7
6	4	8	2	5	7	1	9	3
2	9	4	7	1	3	6	5	8
8	6	1	4	7	9	3	2	5
5	3	7	1	4	6	9	8	2
3	1	5	8	2	4	7	6	9

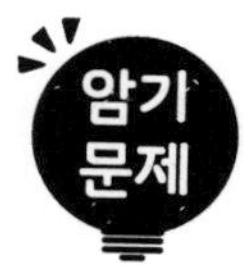

제시된 단어를 3분간 외운 다음 종이로 가리고 밑의 기록란에 순서와 관계없이 생각나는 대로 5분 이내에 적기 바랍니다.

굴비 청어 은행 권투 멍게 설탕 공원 사슴 가족 봉황
설악산 중개인 산림청 세탁소 대각선 글동무 기독교
파나마 강추위 편집인 바닐라 거문고 제분소 표주박
권불십년 삼십육계 적반하장

기록란

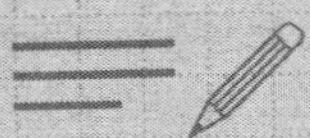

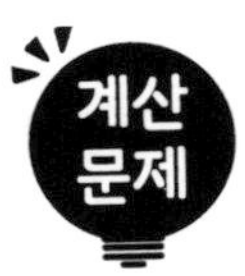

적합한 숫자나 기호(+, -, ×, ÷)를 (　　) 안에 넣으시오.

7(　　)11-9=9
3(　　)7-15=6
8+12+6=(　　)
8×4-22=(　　)
26-5-8=(　　)
18(　　)3+3=9
11×2-14=(　　)
16÷2+12=(　　)
13+13+4=(　　)
9+9(　　)12=6
2×12+4=(　　)
24(　　)4+2=8
16+3+2=(　　)
8+2+15=(　　)

24÷3+12=(　　)
18-9+16=(　　)
24(　　)2-4=8
4+12+16=(　　)
3(　　)11-28=5
12+8+16=(　　)
28-8-12=(　　)
8(　　)3-17=7
4(　　)12-5=11
6+12-11=(　　)
15(　　)6-17=4
4+6+18=(　　)
12÷2+14=(　　)
2×12-16=(　　)

16+14+8=(　　)
24÷3+12=(　　)
6+12+16=(　　)
18-8+13=(　　)
21(　　)2-15=8
18-8+12=(　　)
24(　　)4-12=8
6+16-17=(　　)
12(　　)3-27=9
12×2-12=(　　)
9+13-16=(　　)
11(　　)3-21=12
18(　　)5+6=19
18÷2+14=(　　)

8+3×6-16=(　　)
28÷7+5+11=(　　)
21-12÷4-7=(　　)
3×6×2-26=(　　)
11×5÷5+24=(　　)
9÷3+4×6-24=(　　)

19-4×3+12=(　　)
3×11-8-13=(　　)
14+18÷3-4=(　　)
16÷8×11-12=(　　)
12×2+18÷3=(　　)
3×6-3×4+16=(　　)

월 일

9( )2=25-7
17+( )=12+9
17+6=21+8-( )
16+4=( )+7
4×( )=19+13
4×6-( )=12+5
13+6=( )+8
6×( )=16+8
4+( )=16-8
15-3=2( )6
15-8=21( )3
12+( )=7+16
9+12=12+( )
16-8=( )÷4
14+( )=19-2
18+6=4×( )
21+12=3×( )
11+( )=9+8
6×3=27-( )
24÷6=13( )9
3×6+3=13+( )
( )×7=35-7
4×4=10( )6
12-7=( )÷5+2
12-6=( )÷3
( )÷7=14-11
16-13=( )÷5
4×3=18( )6
( )÷4=3×2
3×4-3=( )÷2
3×( )=12+6
9+14=( )+16
( )+7=18-6
( )+12=4×6
18+4=13+( )
6×2+( )=9+6
3×( )=16+8
9+( )=11+6
15+9=16+( )
( )+14=7×3
( )+12=6×4
9+9=4×( )+2

2×6×3+14=14+( )
3×2+21=19+( )
6+24÷3+2×6=( )
27÷3+12=7+( )
12×3+18÷3=( )
24÷6+12×3=( )

15÷3×2+16=( )
3×11-12=44-( )
4×3-12÷4+7=( )
32÷4+18=32-( )
32÷4×3+11=( )
20÷5+2×12=14+( )

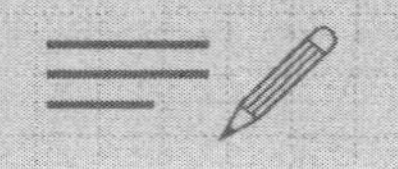

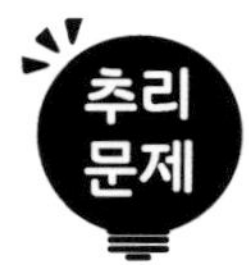

6개 칸은 1부터 6까지, 9개 칸은 1부터 9까지 가로, 세로 중복되지 않게 순서에 상관없이 공란에 기입한다.

	3	1	4		
3		5	2		4
				3	
2	6			5	
		6			5
1			6	4	

4		3	1		2	6		5
2	6			5		4	7	
		8	6		7		5	1
7	2		4		5	9		8
1		9		4		3	6	
	7	2			1			4
5	9		2	8		7	1	6
8		7	5		6	1		
	1	5		9	4		2	7

1	5			4	
		1			6
2				5	
	2	6			
		2		3	1
3	1		2		4

4		2		1	
	2		1	3	
	4	6			
5			6		4
1		5			6
	5	1			

2	9		7	1		6		5
8			4		1		5	2
	4	7		5		1	3	
4		5	9		6			7
7	5		3	6		2	4	
	3	6		4	7		2	8
9		1	5			4		3
3	1		8		5		9	
1	8			9	3		7	4

	2		4		3
		3		4	
4					2
	3		5		4
3	6			5	
1			6		5

	5	1		6	
			6		1
3	6				
	4		2		
4		3		2	6
6			1		2

6			1		3
	6			3	1
2	4		3		
		3			2
1	3		2		
			4	2	

	5	8		6	9		4	1
4	2		9	3		8		7
9		1	5		2		6	
	4			5		1		9
2	9		7		4		8	5
	3	6		4		9	2	
8		9	4		1	3		2
	1			2	5		9	6
1	8		6	9		5	7	

1		9	7		8		6	2
8	3		5	2		1		
	9	4		8	3		1	6
7		6	4			9	3	
3	7		9	6		5		4
	1	5		9	4		2	
9		8	6		7	2		
4	8		1	7		6	9	
	6		8		9		7	3

해답은 다음 페이지에 있습니다.

해답

◀ 124페이지 해답

5	3	1	4	2	6
3	1	5	2	6	4
6	4	2	5	3	1
2	6	4	1	5	3
4	2	6	3	1	5
1	5	3	6	4	2

1	5	3	6	4	2
5	3	1	4	2	6
2	6	4	1	5	3
4	2	6	3	1	5
6	4	2	5	3	1
3	1	5	2	6	4

4	6	2	5	1	3
6	2	4	1	3	5
2	4	6	3	5	1
5	1	3	6	2	4
1	3	5	2	4	6
3	5	1	4	6	2

4	8	3	1	7	2	6	9	5
2	6	1	8	5	9	4	7	3
9	4	8	6	3	7	2	5	1
7	2	6	4	1	5	9	3	8
1	5	9	7	4	8	3	6	2
3	7	2	9	6	1	5	8	4
5	9	4	2	8	3	7	1	6
8	3	7	5	2	6	1	4	9
6	1	5	3	9	4	8	2	7

2	9	3	7	1	4	6	8	5
8	6	9	4	7	1	3	5	2
6	4	7	2	5	8	1	3	9
4	2	5	9	3	6	8	1	7
7	5	8	3	6	9	2	4	1
5	3	6	1	4	7	9	2	8
9	7	1	5	8	2	4	6	3
3	1	4	8	2	5	7	9	6
1	8	2	6	9	3	5	7	4

125페이지 해답 ▶

5	2	6	4	1	3
2	5	3	1	4	6
4	1	5	3	6	2
6	3	1	5	2	4
3	6	4	2	5	1
1	4	2	6	3	5

2	5	1	3	6	4
5	2	4	6	3	1
3	6	2	4	1	5
1	4	6	2	5	3
4	1	3	5	2	6
6	3	5	1	4	2

6	2	4	1	5	3
4	6	2	5	3	1
2	4	6	3	1	5
5	1	3	6	4	2
1	3	5	2	6	4
3	5	1	4	2	6

7	5	8	3	6	9	2	4	1
4	2	5	9	3	6	8	1	7
9	7	1	5	8	2	4	6	3
6	4	7	2	5	8	1	3	9
2	9	3	7	1	4	6	8	5
5	3	6	1	4	7	9	2	8
8	6	9	4	7	1	3	5	2
3	1	4	8	2	5	7	9	6
1	8	2	6	9	3	5	7	4

1	5	9	7	4	8	3	6	2
8	3	7	5	2	6	1	4	9
5	9	4	2	8	3	7	1	6
7	2	6	4	1	5	9	3	8
3	7	2	9	6	1	5	8	4
6	1	5	3	9	4	8	2	7
9	4	8	6	3	7	2	5	1
4	8	3	1	7	2	6	9	5
2	6	1	8	5	9	4	7	3

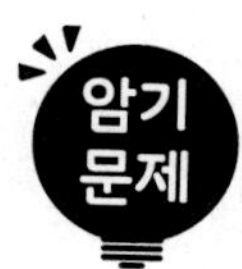

제시된 단어를 3분간 외운 다음 종이로 가리고 밑의 기록란에 순서와 관계없이 생각나는 대로 5분 이내에 적기 바랍니다.

우엉 조개 염소 해군 여름 천막 온천 정종 찻집 지진
도깨비 마니산 세검정 굼벵이 전자파 가석방 청산도
흑산도 채소밭 주꾸미 주머니 올가미 복숭아 모범생
금시초문 새옹지마 전광석화

기록란

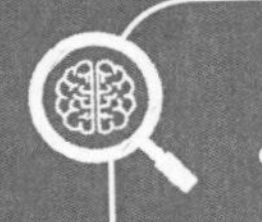

기능 검사

☑ 숫자 읽기

아래 숫자를 숫자(예 4-사, 9-구, 3-삼, 6-육과 같이)로 끝까지 소리 내어 읽고 걸린 시간을 기록한다. [분 초]

9 3 6 7 9 5 7 3 6 4 7 8 5 6 2 4 9 6 7 4 8
4 6 9 3 5 6 4 5 8 4 5 4 7 9 8 4 9 6 3 7 3
9 6 8 5 4 7 9 3 7 4 5 8 5 8 5 4 7 8 3 6 5
4 6 7 6 9 3 5 8 7 6 8 3 4 8 6 9 4 6 7 8 3
6 9 7 6 3 9 6 8 9 2 5 3 4 7 6 9 7 9 5 7 8
4 7 6 3 9 8 4 9 7 6 3 8 5 4 6 7 9 5 8 4 7
8 5 3 9 5 7 5 8 6 4 7 9 4 6 5 7 8 6 3 8 3
5 6 8 3 7 6 3 8 2 5 4 7 6 8 3 8 5 9 3 7 9
4 8 7 3 5 8 6 7 9 4 7 8 6 5 3 7 8 6 3 8 4
7 6 9 7 3 5 6 8 3 5 9 3 5 4 7 5 8 9 4 8 6
6 8 3 7 5 3 8 4 5 8 6 5 7 9 5 6 9 4 6 9 4
5 3 4 7 8 3 7 8 7 5 8 3 7 5 4 3 6 7 3 8 5
6 2 5 8 7 9 5 9 4 7 8 9 5 3 7 2 4 9 6 8 3
5 7 8 4 3 7 5 4 9 3 8 4 9 4 5 7 4 8 4 6 9

☑ 색채 읽기

위 숫자를 숫자로 읽지 않고 색채(예 5-빨강, 6-파랑, 4-노랑, 7-빨강, 8-검정, 6-초록, 4-보라와 같이)로 소리 내어 읽는다. [분 초]

☑ 숫자 계산

숫자를 더해서 십 자리는 제하고 한 자릿수만 적는다. 예를 들어 9와 6을 더하면 15이지만 10은 제하고 5만, 6과 8을 더하면 14이지만 4만, 8과 3은 1을, 3과 7은 0을 숫자와 숫자 사이에 적는다(7. **책의 사용 방법 설명 참조**). 끝까지 한 다음 걸린 시간을 기록한다.

[　　분　　초]

4 5 6 7 3 6 5 7 8 4 3 8 5 3 9 4 6 8 3 7 9 6 9 3
7 8 7 6 5 8 7 5 6 8 4 5 8 3 8 6 7 9 5 7 9 6 7 7
4 9 5 4 6 7 9 4 3 7 4 7 8 3 4 9 6 3 8 3 7 5 7 6
9 3 5 7 6 9 8 3 5 6 8 7 3 8 7 3 9 5 3 4 9 5 7 4
7 8 3 9 8 7 6 8 3 7 6 4 9 5 8 5 6 5 8 4 9 3 5 4
8 3 7 9 4 7 9 4 8 3 8 5 7 9 5 3 8 5 7 9 4 7 5 9
3 4 2 6 7 5 8 9 8 5 6 5 8 6 8 3 7 5 4 9 3 5 4 5
8 6 9 3 5 6 4 7 4 9 6 5 4 5 8 3 7 8 9 5 6 5 6 4
7 8 5 4 8 6 4 5 3 8 7 8 3 8 5 8 9 7 6 3 4 8 9 7
6 8 5 7 8 9 8 3 7 8 7 6 5 9 6 4 6 9 3 4 7 9 3 4
6 7 4 6 3 8 7 4 6 3 5 8 6 3 7 5 9 8 6 5 7 9 5 6
4 9 8 7 6 5 9 6 8 3 7 8 9 4 6 9 3 4 3 7 5 8 6 5
4 9 6 3 7 5 6 9 7 6 4 8 6 7 5 7 9 8 3 8 6 5 3 7
4 8 3 7 5 6 5 9 3 6 5 7 8 5 3 8 4 9 7 5 4 9 3 7
8 2 4 7 4 5 3 8 5 7 9 5 4 6 8 3 5 9 6 3 9 5 7 3
5 8 9 4 8 3 7 8 6 9 6 9 8 6 9 5 8 4 7 6 9 7 5 3
8 5 7 6 4 8 6 7 9 5 4 6 8 9 3 5 8 3 4 9 6 5 9 7
6 5 3 9 7 6 3 8 7 6 8 7 5 3 4 7 8 9 4 7 9 4 5

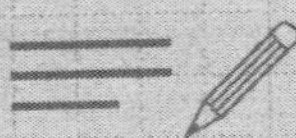

적합한 숫자나 기호(+, -, ×, ÷)를 (　　) 안에 넣으시오.

5+13-2=(　　)
4×3+16=(　　)
18(　　)6+5=8
24÷4+9=(　　)
3×12-4=(　　)
28÷7×3= (　　)
18(　　)6-4=8
8+15+2=(　　)
19+7+7=(　　)
18(　　)3+2=8
11×3+9=(　　)
36÷9+9=(　　)
18(　　)6+6=9
6(　　)8-12=2

26-14+6=(　　)
16+6-12=(　　)
7+14(　　)14=7
9+23-16=(　　)
15+8+17=(　　)
7+17+18=(　　)
18(　　)9+9=11
2×12-13=(　　)
13×2-14=(　　)
12+5+13=(　　)
24(　　)8-11=5
18÷2+11=(　　)
6(　　)4-16=8
17+8-12=(　　)

18(　　)7+14=25
12+12+3=(　　)
12×3-18=(　　)
12×3-19=(　　)
3(　　)11-13=20
13×2-16=(　　)
12(　　)8-7=13
12÷3+12=(　　)
15-7+16=(　　)
20(　　)14+2=8
4+12(　　)12=4
16+7+14=(　　)
3×11-13=(　　)
16(　　)4+8=12

3×2×11-36=(　　)
18+2×4-19=(　　)
24-12÷4-7=(　　)
25÷5+5+16=(　　)
6÷2+3×6-12=(　　)
4×4÷2+21=(　　)

24÷6×4-12=(　　)
32-4×6+8=(　　)
17+12÷4-4=(　　)
2×11-8-7=(　　)
3×8-3×6+6=(　　)
11×3+16÷4=(　　)

월 일

23-( )=8×2
7( )3=14+7
8+8=12+( )
4×3=16-( )
17-4=8+( )
9-2=13-( )
17+6=13+( )
3×4=19-( )
4×6=12+( )
( )+6=12+6
7×4=23( )5
6×3=15+( )
3×2=17-( )
24-( )=4×3

16-( )=4×2
16+( )=15+7
5( )6=22+8
4( )6=16-6
11+( )=5×4
( )-6=18-4
3×6=( )+8
18-4=( )+6
15+5=( )-3
18-4=6+( )
16( )4=20-8
3( )6=15+3
( )÷4=15-9
18+3=7( )3

32÷2=18-( )
8+12=( )+5
3×6+( )=21-3
2×( )+4=17-3
5×3-7=15-( )
3×4+( )=16+3
( )-6=17-3
( )÷4+5=16-9
( )÷6+3=14-8
25÷5+8=8+( )
9+17=2×7+( )
17+13=( )+12
16+18=( )+17
22( )6=15+13

12×3+12÷3=( )
3×4+11=19+( )
2×2×2+14=14+( )
24÷6+3×3=( )
21÷7+9=7+( )
7+20÷5+2×4=( )

18÷9×11+11=( )
4×11-12=54-( )
33÷3×4+16=( )
12÷3+2×13=13+( )
24÷4+12=28-( )
6×4-8÷2+16=( )

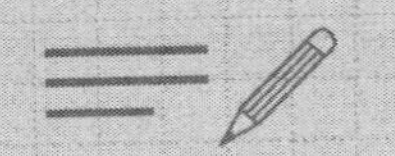

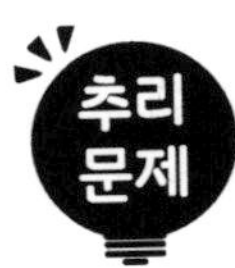

6개 칸은 1부터 6까지, 9개 칸은 1부터 9까지 가로, 세로 중복되지 않게 순서에 상관없이 공란에 기입한다.

	2	6		5	
	6				5
5		1		6	
1	5				4
			2	4	
	4		5		3

2	6		5		4
		1			
				3	6
1		2		6	
		4	6		5
5	3		2		

	3		4		2
		5		4	
	5			2	
4		6	3		1
	6				5
6		2		1	

6	1		3	9	4		2	7
8		7			6	1		9
	8	3		7		6	9	
2	6		8		9		7	3
		8		3		2		
7		6	4		5		3	8
1	5		7	4		3	6	
	7	2			1	5		4
5		4	2		3		1	6

9		1		8				3
4		5	9		6		1	7
	8		6	9		5	7	
8		9			1	3		2
	4	7		5	8		3	
2	9		7	1		6		5
7		8	3		9	2		
	3	6		4	7		2	8
3	1		8	2		7	9	6

6		5		4	2
3	6		4		
	2		6	3	
					4
4	1		5		
				5	3

1	4			3	
		5	2		3
	5				1
6	3			2	
3			1		
	2		3		4

4			3	5	
			1		5
6		2			3
			2	4	
1		3		2	
	3		4		2

4	6		8	3	7		5	1
9		5			3	7		6
	3	6		9		8	2	
3		8	7		6		4	9
	1			7		6		
2		7	6		5		3	8
5	7		9	4		3	6	
	8	2			9		7	3
7		3	2		1	5		4

	7	5		4	1		8	6
8		2	6		7		5	
3	8		1	5		4		7
	6	4		3	9	2		5
6		9					3	
9	5		7		8	1		4
	9	7		6	3		1	8
7		1		9		8	4	
5		8	3		4	6		9

해답은 다음 페이지에 있습니다.

해답

◀ 132페이지 해답

4	2	6	3	5	1
2	6	4	1	3	5
5	3	1	4	6	2
1	5	3	6	2	4
3	1	5	2	4	6
6	4	2	5	1	3

2	6	3	5	1	4
6	4	1	3	5	2
4	2	5	1	3	6
1	5	2	4	6	3
3	1	4	6	2	5
5	3	6	2	4	1

5	3	1	4	6	2
3	1	5	2	4	6
1	5	3	6	2	4
4	2	6	3	5	1
2	6	4	1	3	5
6	4	2	5	1	3

6	1	5	3	9	4	8	2	7
8	3	7	5	2	6	1	4	9
4	8	3	1	7	2	6	9	5
2	6	1	8	5	9	4	7	3
9	4	8	6	3	7	2	5	1
7	2	6	4	1	5	9	3	8
1	5	9	7	4	8	3	6	2
3	7	2	9	6	1	5	8	4
5	9	4	2	8	3	7	1	6

9	7	1	5	8	2	4	6	3
4	2	5	9	3	6	8	1	7
1	8	2	6	9	3	5	7	4
8	6	9	4	7	1	3	5	2
6	4	7	2	5	8	1	3	9
2	9	3	7	1	4	6	8	5
7	5	8	3	6	9	2	4	1
5	3	6	1	4	7	9	2	8
3	1	4	8	2	5	7	9	6

133페이지 해답 ▶

6	3	5	1	4	2
3	6	2	4	1	5
5	2	4	6	3	1
2	5	1	3	6	4
4	1	3	5	2	6
1	4	6	2	5	3

1	4	2	5	3	6
4	1	5	2	6	3
2	5	3	6	4	1
6	3	1	4	2	5
3	6	4	1	5	2
5	2	6	3	1	4

4	2	6	3	5	1
2	6	4	1	3	5
6	4	2	5	1	3
3	1	5	2	4	6
1	5	3	6	2	4
5	3	1	4	6	2

4	6	9	8	3	7	2	5	1
9	2	5	4	8	3	7	1	6
1	3	6	5	9	4	8	2	7
3	5	8	7	2	6	1	4	9
8	1	4	3	7	2	6	9	5
2	4	7	6	1	5	9	3	8
5	7	1	9	4	8	3	6	2
6	8	2	1	5	9	4	7	3
7	9	3	2	6	1	5	8	4

2	7	5	9	4	1	3	8	6
8	4	2	6	1	7	9	5	3
3	8	6	1	5	2	4	9	7
1	6	4	8	3	9	2	7	5
6	2	9	4	8	5	7	3	1
9	5	3	7	2	8	1	6	4
4	9	7	2	6	3	5	1	8
7	3	1	5	9	6	8	4	2
5	1	8	3	7	4	6	2	9

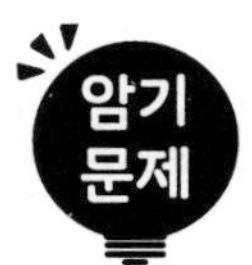

제시된 단어를 3분간 외운 다음 종이로 가리고 밑의 기록란에 순서와 관계없이 생각나는 대로 5분 이내에 적기 바랍니다.

사과 감초 거울 여인 열무 피망 이삭 가위 콩밭 장화
메뚜기 선인장 핫머니 유니폼 경찰관 자물쇠 봄나물
자동차 산천어 하사금 가야금 여객선 도라지 두레박
금의환향 신출귀몰 좌불안석

기록란

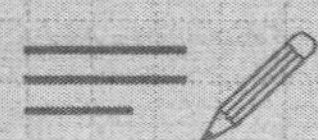

적합한 숫자나 기호(+, -, ×, ÷)를 ( ) 안에 넣으시오.

7×4-18=( )	7+13+14=( )	13( )2-18=8
23-8( )6=9	4×12-16=( )	16+6-12=( )
24÷3+5= ( )	6+27-18=( )	13×3+6=( )
17+14+5=( )	24( )2-6=6	13+12-7=( )
8( )9-13=4	21÷7+12=( )	11×2+18=( )
12÷4+18=( )	24( )12+7=9	4×8-13=( )
12×2+8=( )	19+7-13=( )	8( )13-15=6
18( )2-2=7	16÷2+13=( )	8+13+12=( )
8( )3-15=9	6+14( )16=4	24-15( )6=3
6+4+14=( )	9+17-12=( )	13×3-29=( )
2×12+3=( )	16( )4-17=3	9+14-12=( )
12×3+9=( )	2( )12-16=8	12×2-18=( )
11×4-9=( )	9+12-17=( )	12×4-18=( )
4×6-16=( )	21+5-19=( )	14÷2+13=( )

8+2×9-19=( )	24-4×3+8=( )
6×3÷3+21=( )	12×3+12÷4=( )
8÷2+3×5-12=( )	3×4-3×3+6=( )
28÷4+5+16=( )	12×2-6-7=( )
23-12÷4-7=( )	7+24÷4-4=( )
12×2×2-24=( )	45÷9×3-12=( )

월 일

17( )4=8+5	3×( )=12+6	4×6=3( )4+12
12+( )=9+9	6( )6=18-6	15+15=9+( )+7
4×5=14+( )	( )+14=4×7	19-6=3+( )
3×7=( )+3	( )-7=15-4	11+7-( )=19-5
3×8=4×( )	13-4=( )+4	( )+10=6+16
16-4=2( )6	14+5=14+( )	13-8+( )=6+7
2+12=7×( )	16+8=9+( )	6×3+( )=17+5
8+( )=17-5	19+8=( )+16	18÷2+3=6+( )
3×8=12+( )	4×( )=24÷3	17-3=( )+6
4×6=( )+7	18-( )=21÷3	13-4=( )÷2+4
11+( )=9×2	( )÷8=12-9	12-6=( )÷5+2
12×( )=6×4	16+5=7×( )	3×3+( )=18+7
( )+4=12+7	18-6=4( )8	( )-6=12+3
3+24=9( )3	9+15=( )×12	( )+3=11+6

11×2+15÷3=( )	16÷2×3+11=( )
3×6+12=19+( )	2×11-12=24-( )
16÷4+9=7+( )	24÷6+13=22-( )
2×6×2+14=14+( )	12÷3×4+16=( )
7+12÷3+2×4=( )	6×2-8÷4+6=( )
24÷6+2×3=( )	18÷3+2×14=28+( )

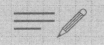

6개 칸은 1부터 6까지, 9개 칸은 1부터 9까지 가로, 세로 중복되지 않게 순서에 상관없이 공란에 기입한다.

1	4		2		
		3		2	6
	5				
5			6		1
	6			1	
6		5	1		2

			5	2	
3				5	1
	2	6			3
1	4			3	
4		5	3		
				4	6

4	1		2		
	4				6
3		4		5	2
	3		4		
		3		4	
5		6		1	

4		3	1		2		9	5
2	6		8	5		4	7	
		8		3	7			1
7		6	4		5		3	8
	5			4		3	6	
3		2	9		1	5		4
		4		8	3		1	
8	3		5	2		1	4	9
6	1		3		4	8		7

3		4	8		5		9	6
8		9		7		3	5	
	9		7	1				5
4		5	9		6	8		7
	5	8		6		2	4	
5	3		1	4	7		2	8
9		1	5		2	4		
	4	7		5		1		9
1	8		6		3		7	4

	4		5		1
	2	6		1	
		4			3
				2	
1	5		6		2
3		5	2		

3		1		2	
		4	1		3
2				1	
	1		6	4	
1	3		2		
4					1

	1		6		2
1				6	
4		2	5		1
	4				
	2		1	5	
3		1		2	

3	5		7		8		6	1
6		3	1		2	5		4
	4	8		3		1	5	
9	2		4		5		3	7
4		1		5		3		
7			2		3	6		5
	7	2		6	1		8	3
8		5	3			7	2	
1	3		5		6	9		8

5		2	6		1		9	3
8	2		9	1		7		
	4	7		3	6		5	8
6		3	7			5	1	
3	6		4	5		2		1
	1	4		9	3		2	
9		6	1		5	8		
2	5		3	4		1	6	
	7		5		9		8	2

해답은 다음 페이지에 있습니다.

해답

◀ 138페이지 해답

1	4	6	2	5	3
4	1	3	5	2	6
2	5	1	3	6	4
5	2	4	6	3	1
3	6	2	4	1	5
6	3	5	1	4	2

6	3	1	5	2	4
3	6	4	2	5	1
5	2	6	4	1	3
1	4	2	6	3	5
4	1	5	3	6	2
2	5	3	1	4	6

4	1	5	2	6	3
1	4	2	5	3	6
3	6	4	1	5	2
6	3	1	4	2	5
2	5	3	6	4	1
5	2	6	3	1	4

4	8	3	1	7	2	6	9	5
2	6	1	8	5	9	4	7	3
9	4	8	6	3	7	2	5	1
7	2	6	4	1	5	9	3	8
1	5	9	7	4	8	3	6	2
3	7	2	9	6	1	5	8	4
5	9	4	2	8	3	7	1	6
8	3	7	5	2	6	1	4	9
6	1	5	3	9	4	8	2	7

3	1	4	8	2	5	7	9	6
8	6	9	4	7	1	3	5	2
2	9	3	7	1	4	6	8	5
4	2	5	9	3	6	8	1	7
7	5	8	3	6	9	2	4	1
5	3	6	1	4	7	9	2	8
9	7	1	5	8	2	4	6	3
6	4	7	2	5	8	1	3	9
1	8	2	6	9	3	5	7	4

139페이지 해답 ▶

6	4	2	5	3	1
4	2	6	3	1	5
2	6	4	1	5	3
5	3	1	4	2	6
1	5	3	6	4	2
3	1	5	2	6	4

3	5	1	4	2	6
6	2	4	1	5	3
2	4	6	3	1	5
5	1	3	6	4	2
1	3	5	2	6	4
4	6	2	5	3	1

5	1	3	6	4	2
1	3	5	2	6	4
4	6	2	5	3	1
2	4	6	3	1	5
6	2	4	1	5	3
3	5	1	4	2	6

3	5	9	7	4	8	2	6	1
6	8	3	1	7	2	5	9	4
2	4	8	6	3	7	1	5	9
9	2	6	4	1	5	8	3	7
4	6	1	8	5	9	3	7	2
7	9	4	2	8	3	6	1	5
5	7	2	9	6	1	4	8	3
8	1	5	3	9	4	7	2	6
1	3	7	5	2	6	9	4	8

5	8	2	6	7	1	4	9	3
8	2	5	9	1	4	7	3	6
1	4	7	2	3	6	9	5	8
6	9	3	7	8	2	5	1	4
3	6	9	4	5	8	2	7	1
7	1	4	8	9	3	6	2	5
9	3	6	1	2	5	8	4	7
2	5	8	3	4	7	1	6	9
4	7	1	5	6	9	3	8	2

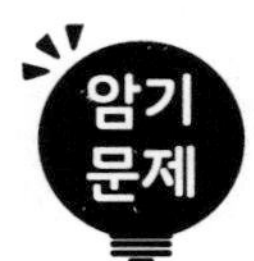

제시된 단어를 3분간 외운 다음 종이로 가리고 밑의 기록란에 순서와 관계없이 생각나는 대로 5분 이내에 적기 바랍니다.

타조 가훈 연근 군수 절구 반찬 등잔 버선 거울 가을
모란봉 두만강 냉장고 뜸부기 주전자 대머리 여드름
판공비 개나리 다리미 광주리 낙엽송 결명자 옥동자
기고만장 사필귀정 주경야독

기록란

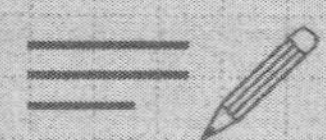

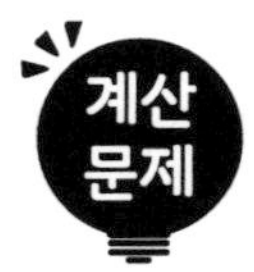

적합한 숫자나 기호(+, -, ×, ÷)를 (　　) 안에 넣으시오.

12÷3+6=(　)	4×11-24=(　)	16÷4+16=(　)
8÷2+12=(　)	2(　)11-16=6	12÷2+14=(　)
13×3-6=(　)	7+12-13=(　)	13×2-16=(　)
18÷6+4=(　)	28÷7+12=(　)	7(　)16-14=9
6(　)2-3=9	4×6-12=(　)	18+8-15=(　)
3(　)7-12=9	4+16-15=(　)	14×2-12=(　)
13(　)4-9=8	5+13-14=(　)	4(　)6-16=8
12÷4+7=(　)	6+24-13=(　)	16×2-12=(　)
17+4+5=(　)	18÷9+18=(　)	14+16-8=(　)
8(　)2-12=4	3×11-13=(　)	12÷3+14=(　)
3+12+4=(　)	13×3-19=(　)	21(　)7+12=15
17+4-9=(　)	16+4-14=(　)	13+6+12=(　)
17+6-2=(　)	27-12+6=(　)	18(　)9+14=23
4×5-12=(　)	23+7-15=(　)	12+12+6=(　)

4×3×2-20=(　)	42÷7×2-12÷3=(　)
8+5×6-18=(　)	29-12×2+8=(　)
22-16÷4-7=(　)	17+16÷2-15=(　)
27÷3+11-12=(　)	12×4-18-7=(　)
8÷4+4×5-12=(　)	3×4-3×3+12=(　)
7×3÷3+13-6=(　)	12×2+18÷3=(　)

월 일

7×( )=19+9
16( )6=12-2
14+6=3×8-( )
( )+12=4×6
4( )7=20+8
4+12=3+3+( )
19-7=4( )3
( )+7=17-4
12+9+( )=4×6
6+3=14( )5
16( )8=8×3
7+( )=12×2-7
9+8=14+( )
11+( )=3×7
23-6-7=3+( )
6×3=12( )6
( )-5=12+8
7×( )+6=14+6
8×4=( )+12
21-4=12+( )
14+( )=3×9-7
6-2=( )÷4
5×6=16+( )
4×( )+3=22-7
( )÷6=16-11
24-6=( )+8
24÷6+6=17-( )
19+5=6×( )
4×( )=17+11
3×8+6=17+( )
9( )2=9+9
16+( )=3×8
24-15=( )÷6+6
8+7=12+( )
12+6=25-( )
3×5+( )=15+6
9( )7=11+5
14+4=( )+3
14-( )+4=16-3
14+( )=4+18
( )+6=16+3
18+18=3×3×( )

12×3+21÷3-13=( )
3×6+22-12=18+( )
3×4×2+12=12+( )
48÷4+2×4+5=( )
21÷3+8-4=7+( )
7+21÷3-2×4=( )

36÷9×3+12÷4=( )
4×2÷4+12=24-( )
36÷3×2+16÷4=( )
21÷3+2×2×3=12+( )
24÷4+14÷2=23-( )
5×4×2-8÷2-16=( )

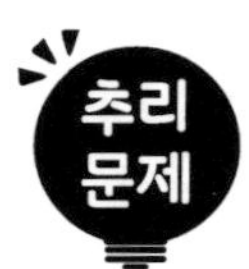

추리 문제 6개 칸은 1부터 6까지, 9개 칸은 1부터 9까지 가로, 세로 중복되지 않게 순서에 상관없이 공란에 기입한다.

2			1		6
5		6			3
	6	4		5	
1					
	3		5		4
4		5		6	

6		1		2	
			1		2
	2			1	4
		3		4	
1		2	5		
	1			6	3

	1		2		3
1					
	6		1		
5		6		1	4
	5	3			1
6			4	2	

6	1		3		4		2	7
1	5			4			6	
		2	9		1	5		4
7	2		4		5		3	8
	6	1		5		4	7	
9		8	6		7	2		1
5	9		2	8			1	
	3	7		2	6		4	9
4	8		1		2	6		5

4	9			5	2		8	1
		8	3		7	2		
7	3		1	8		9	2	4
5		4		6	3		9	
	6	9			8	3		7
8			2	9		1	3	
	7	1		3	9		6	8
6		5	9		4	8		
3	8		6	4		5		9

	6		2		1
	3			2	
4			3		2
	4				5
5		6		1	
2			1		6

	2	6			3
2	5		1		6
		1		2	
3					1
		2		3	
	1		3	6	

		2	5		
		4		3	6
1			3		
		3		2	5
2	5			6	
6		5			1

5	3		1	4		9	2	
2		3		1	4		8	5
	5		3		9	2		1
4		5		3		8	1	
9	7		5		2		6	3
	1	4		2		7		6
6		7			8	1		
1	8		6	9	3		7	4
	6	9		7		3		2

4	8		1		2	6		5
6		5		9		8		7
	3	7		2	6		4	
5	9		2			7	1	
1		9	7		8	3		2
	7	2		6	1		8	4
2	6		8	5		4	7	
		6	4		5	9		8
9		8		3		2		1

해답은 다음 페이지에 있습니다.

해답

◀ 144페이지 해답

2	5	3	1	4	6
5	2	6	4	1	3
3	6	4	2	5	1
1	4	2	6	3	5
6	3	1	5	2	4
4	1	5	3	6	2

6	3	1	4	2	5
3	6	4	1	5	2
5	2	6	3	1	4
2	5	3	6	4	1
1	4	2	5	3	6
4	1	5	2	6	3

4	1	5	2	6	3
1	4	2	5	3	6
3	6	4	1	5	2
5	2	6	3	1	4
2	5	3	6	4	1
6	3	1	4	2	5

6	1	5	3	9	4	8	2	7
1	5	9	7	4	8	3	6	2
3	7	2	9	6	1	5	8	4
7	2	6	4	1	5	9	3	8
2	6	1	8	5	9	4	7	3
9	4	8	6	3	7	2	5	1
5	9	4	2	8	3	7	1	6
8	3	7	5	2	6	1	4	9
4	8	3	1	7	2	6	9	5

4	9	3	7	5	2	6	8	1
9	5	8	3	1	7	2	4	6
7	3	6	1	8	5	9	2	4
5	1	4	8	6	3	7	9	2
1	6	9	4	2	8	3	5	7
8	4	7	2	9	6	1	3	5
2	7	1	5	3	9	4	6	8
6	2	5	9	7	4	8	1	3
3	8	2	6	4	1	5	7	9

145페이지 해답 ▶

3	6	4	2	5	1
6	3	1	5	2	4
4	1	5	3	6	2
1	4	2	6	3	5
5	2	6	4	1	3
2	5	3	1	4	6

5	2	6	4	1	3
2	5	3	1	4	6
6	3	1	5	2	4
3	6	4	2	5	1
1	4	2	6	3	5
4	1	5	3	6	2

3	6	2	5	1	4
5	2	4	1	3	6
1	4	6	3	5	2
4	1	3	6	2	5
2	5	1	4	6	3
6	3	5	2	4	1

5	3	6	1	4	7	9	2	8
2	9	3	7	1	4	6	8	5
7	5	8	3	6	9	2	4	1
4	2	5	9	3	6	8	1	7
9	7	1	5	8	2	4	6	3
3	1	4	8	2	5	7	9	6
6	4	7	2	5	8	1	3	9
1	8	2	6	9	3	5	7	4
8	6	9	4	7	1	3	5	2

4	8	3	1	7	2	6	9	5
6	1	5	3	9	4	8	2	7
8	3	7	5	2	6	1	4	9
5	9	4	2	8	3	7	1	6
1	5	9	7	4	8	3	6	2
3	7	2	9	6	1	5	8	4
2	6	1	8	5	9	4	7	3
7	2	6	4	1	5	9	3	8
9	4	8	6	3	7	2	5	1

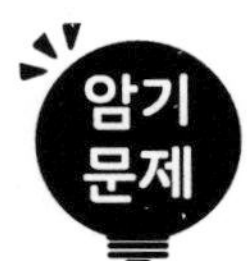

제시된 단어를 3분간 외운 다음 종이로 가리고 밑의 기록란에 순서와 관계없이 생각나는 대로 5분 이내에 적기 바랍니다.

미역 축구 소라 우산 육군 예복 문어 희극 증인 잔돈
두루미 건전지 백일홍 고물상 주황색 기능사 소나무
감정사 나침판 진달래 공탁금 푸조기 골프채 현수막
기진맥진 실사구시 천고마비

기록란

22 일(회)

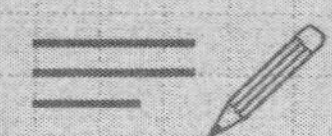

적합한 숫자나 기호(+, -, ×, ÷)를 (　　) 안에 넣으시오.

9+9-11=(　　)

16(　　)4+3=7

17+3-7=(　　)

6×5-21=(　　)

12×2+6=(　　)

12+2+7=(　　)

3(　　)7-15=6

2×11+5=(　　)

21-5(　　)8=8

12+8-4=(　　)

11×3-8=(　　)

16÷4(　　)5=9

4+4+12=(　　)

3×12-6=(　　)

3×12-16=(　　)

8+11-12=(　　)

14÷2(　　)8=15

18+5-13=(　　)

19(　　)4-11=4

6×6-16=(　　)

7+12-13=(　　)

17+9-17=(　　)

3(　　)12-6=30

11-9+18=(　　)

24-6-13=(　　)

21(　　)7+13=16

9+11-12=(　　)

18+4(　　)8=14

16(　　)4+13=17

13×2-16=(　　)

8+12-15=(　　)

14(　　)2+12=19

6+18-14=(　　)

8+15-16=(　　)

17×2-14=(　　)

7+12-14=(　　)

19(　　)6-9=16

16-12+8=(　　)

9+14(　　)15=8

7+19-16=(　　)

12×4-28=(　　)

4+13-14=(　　)

28-12÷4-7-8=(　　)

7×3÷3+2×6=(　　)

8÷2+4×2-12÷3=(　　)

27÷9+5+16÷4=(　　)

8+5×2-18÷2=(　　)

4×2×2-24÷4=(　　)

17+16÷8-18÷2=(　　)

11×3×2-12×3=(　　)

3×7-3×5+16=(　　)

12×2-12-6=(　　)

28-4×6+8÷2=(　　)

45÷5×2-12÷4=(　　)

월 일

25-( )=7+8	14+( )=4×6	25-5=9+( )+4
12+( )=9×2	24-( )=4×5	4×7-8=17+( )
6+3=18( )2	( )+18=4×7	2×4×( )=29-5
4×4=12+( )	13+8=7×( )	( )+18=6+16
16+8=8( )3	5×4=( )+16	( )-12=21-9
19+( )=3×7	12-8=( )-2	7+( )+5=9+8
12+6=6( )3	24-12=7+( )	4×4+( )=14+8
9( )4=15-2	19-7=2( )6	18÷3+12=5+( )
18÷3=4( )2	24÷( )=13-7	4( )6-7=15+2
3×6=14+( )	24÷( )=2+2	3×7=3×4+( )
( )+6=16+9	18+8=( )+6	8( )4=16-12
12-( )=8-2	13+5=24-( )	8( )3=12+12
12+( )=9+7	15+13=( )×4	8( )4=16-14
( )+9=7+16	17+( )=14+7	12-3=( )÷3+6

12×2+24÷3-8=( )	36÷4×2+12÷6=( )
3×9-21÷3=15+( )	4×2×3-12=24-( )
21÷3+6×3=7+( )	24÷6+12×2=32-( )
3×5×2-15=12+( )	21÷3×2+16÷4=( )
8+21÷7+12×2=( )	6×4-8×2+8=( )
32÷4×2-3×2=( )	21÷7×2×3=13+( )

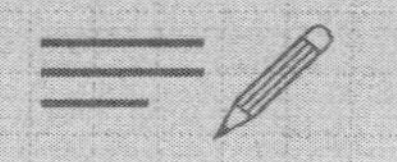

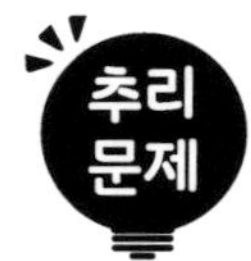

6개 칸은 1부터 6까지, 9개 칸은 1부터 9까지 가로, 세로 중복되지 않게 순서에 상관없이 공란에 기입한다.

		1	5		4
3		4		5	1
	2		4		
2					6
	1		3		
1		2		3	

	5			6	3
5			2		1
			6	2	
6		1			
	6			1	
4		5	1		6

4		2			
	4		3		5
6		4		5	
		1			6
1			2	6	
	1	3			2

8	3		5		6	1		9
1		9		4		3		2
	7	2		6	1		8	
5	9		2			7	1	
7		6	4		5	9		8
	8	3		7	2		9	5
6	1		3	9		8	2	
		1	8		9	4		3
9		8		3		2		1

4	2		9	3	6		1	7
1		2			3	5		4
	3	6		4		9	2	
9	7		5		2		6	3
		3		1		6		5
7		8	3		9		4	
3	1		8	2		7	9	
	6	9			1	3		2
6		7	2		8		3	9

		6		5	1
4		2		1	
					5
	5		4	6	
1			2		6
5		3			4

	4				3
4			3		
	6				5
	3	1		6	
3		5	2		6
1			6	2	

4			6	2	
			3		2
	6	2			4
			1	3	
2		1		6	
	3		2		1

9	5		2		6		3	8
6	2			1			9	
		9	4		8	3		1
8	4		1		5		2	7
	9	2		8			7	
7		5	9		4	8		6
1	6		3	5		2	4	
	1	3		9	2		8	4
3	8		5		9	4		2

2		9	7		8		6	1
8	2			1	5			7
	8		1	7		6	9	
1			6		7	2		9
	1	5		9	4		2	
3		1	8		9	4		2
6	9		2	8		7	1	
		7		2	6		4	8
4	7		9		1	5		3

해답은 다음 페이지에 있습니다.

추리문제 해답

◀ 150페이지 해답

6	3	1	5	2	4
3	6	4	2	5	1
5	2	6	4	1	3
2	5	3	1	4	6
4	1	5	3	6	2
1	4	2	6	3	5

1	5	2	4	6	3
5	3	6	2	4	1
3	1	4	6	2	5
6	4	1	3	5	2
2	6	3	5	1	4
4	2	5	1	3	6

4	6	2	5	3	1
2	4	6	3	1	5
6	2	4	1	5	3
3	5	1	4	2	6
1	3	5	2	6	4
5	1	3	6	4	2

8	3	7	5	2	6	1	4	9
1	5	9	7	4	8	3	6	2
3	7	2	9	6	1	5	8	4
5	9	4	2	8	3	7	1	6
7	2	6	4	1	5	9	3	8
4	8	3	1	7	2	6	9	5
6	1	5	3	9	4	8	2	7
2	6	1	8	5	9	4	7	3
9	4	8	6	3	7	2	5	1

4	2	5	9	3	6	8	1	7
1	8	2	6	9	3	5	7	4
5	3	6	1	4	7	9	2	8
9	7	1	5	8	2	4	6	3
2	9	3	7	1	4	6	8	5
7	5	8	3	6	9	2	4	1
3	1	4	8	2	5	7	9	6
8	6	9	4	7	1	3	5	2
6	4	7	2	5	8	1	3	9

151페이지 해답 ▶

2	4	6	3	5	1
4	6	2	5	1	3
6	2	4	1	3	5
3	5	1	4	6	2
1	3	5	2	4	6
5	1	3	6	2	4

6	4	2	5	1	3
4	2	6	3	5	1
2	6	4	1	3	5
5	3	1	4	6	2
3	1	5	2	4	6
1	5	3	6	2	4

4	1	3	6	2	5
1	4	6	3	5	2
3	6	2	5	1	4
5	2	4	1	3	6
2	5	1	4	6	3
6	3	5	2	4	1

9	5	7	2	4	6	1	3	8
6	2	4	8	1	3	7	9	5
2	7	9	4	6	8	3	5	1
8	4	6	1	3	5	9	2	7
4	9	2	6	8	1	5	7	3
7	3	5	9	2	4	8	1	6
1	6	8	3	5	7	2	4	9
5	1	3	7	9	2	6	8	4
3	8	1	5	7	9	4	6	2

2	5	9	7	4	8	3	6	1
8	2	6	4	1	5	9	3	7
5	8	3	1	7	2	6	9	4
1	4	8	6	3	7	2	5	9
7	1	5	3	9	4	8	2	6
3	6	1	8	5	9	4	7	2
6	9	4	2	8	3	7	1	5
9	3	7	5	2	6	1	4	8
4	7	2	9	6	1	5	8	3

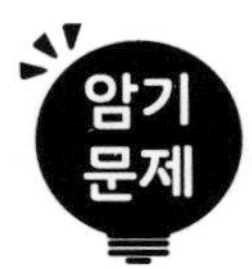

제시된 단어를 3분간 외운 다음 종이로 가리고 밑의 기록란에 순서와 관계없이 생각나는 대로 5분 이내에 적기 바랍니다.

사자 빙어 난로 오팔 감자 찹쌀 국수 철도 조기 풍금
무등산 잠자리 제철소 좀도둑 열대어 죽부인 예비군
밥그릇 일기장 나팔꽃 오대산 올챙이 생선묵 경보기
내우외환 속수무책 타산지석

기록란

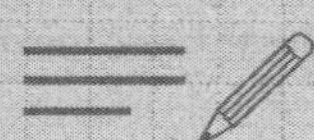

적합한 숫자나 기호(+, -, ×, ÷)를 (　　) 안에 넣으시오.

6+12-8=(　　)	27÷3(　　)9=18	21(　　)8+4=17
18(　　)6+4=7	12+4+18=(　　)	3×8-14-=(　　)
26-6-8=(　　)	3×12+14=(　　)	26-3-13=(　　)
15-5+8=(　　)	12+6+12=(　　)	14(　　)4+7=17
11×3-9=(　　)	28(　　)8-13=7	9+11-14=(　　)
18÷9(　　)4=6	16(　　)8+9=11	17+3-12=(　　)
14÷2+12=(　　)	12+8-16=(　　)	12×3-16=(　　)
6×3-4=(　　)	14+8-14=(　　)	17+8-15=(　　)
12÷2(　　)4=2	18+2-18=(　　)	7+18-17=(　　)
11+8-6=(　　)	3(　　)6-12=6	18+7-13=(　　)
3+16+7=(　　)	14+8-12=(　　)	12(　　)2-11=13
4×4-4=(　　)	12(　　)2+4=10	7(　　)15-18=4
18×2+4= (　　)	4+16-15=(　　)	12×2-14=(　　)
3+14+6=(　　)	2×12-18=(　　)	18÷6+13=(　　)

18-5×2+13=(　　)	12+4×3-8÷2=(　　)
16÷2+4×3-12=(　　)	2×6-3×3+6=(　　)
26-12÷3×4=(　　)	17+16÷4-14=(　　)
27÷3+15-16=(　　)	12×2-12-6÷3=(　　)
8×3÷2+24÷6=(　　)	11×3-12-13=(　　)
4×6÷2+18÷3=(　　)	18÷9×4+12÷3=(　　)

월 일

12+( )=9+12	16+( )=14+6	12+8=3×( )+8
16+( )=8×3	22-( )=8+7	16+7=4×4+( )
15( )4=5+14	( )-2=12+7	3×6=12+( )+2
9+6=12+( )	16+( )=11+8	7×4-8=14+( )
7×2=( )+12	( )+8=21-6	16+( )=28-8
12( )9=3×7	5×5=16+( )	16+6-( )=9+8
( )÷3=8-3	4×7=( )+12	3( )7-6=12+3
13-9=( )÷5	22-6=8+( )	3×( )+5=12+5
2+2=( )÷6	24÷( )=11-7	16-8=( )÷9+6
11-8=( )÷2	( )÷3=12-9	14-7=( )÷4+3
3( )7=12+9	6+8=18-( )	5×2+( )=12+8
14( )2=9+3	9+4=21-( )	7+( )+4=12+4
11( )6=9+8	18-6=( )-4	5×3+( )=6+12
18+( )=3×8	15+( )=16+9	13+5=3×4+( )

6×2+12-8=12+( )	4×2×3-12=24-( )
3×4×3-16=12+( )	36÷3×2+6=6×( )
21÷3+9÷3+9=7+( )	24÷4+12÷4=12-( )
24÷4×2×3=4×( )	18÷6+2×13=19+( )
12×2+42÷7=5×( )	36÷4+3×2+11=( )
7-21÷3+12×2=( )	5×4-3×4+6=2×( )

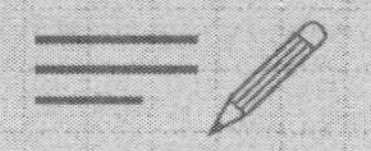

6개 칸은 1부터 6까지, 9개 칸은 1부터 9까지 가로, 세로 중복되지 않게 순서에 상관없이 공란에 기입한다.

3	5		4		
		3	6		4
	3				6
4		2	5		
2	4				1
	2			3	

6		5	2		1
4				2	
	4	6			
				1	4
5	2		1		
		1		6	3

	6		1		3
	3		4	2	
3		5			
6	4		5		1
				1	
		3		4	2

5	3		1		7		2	8
1		2	6		3	5		4
	6	9		7		3	5	
4	2			3	6		1	7
		1	5		2	4		3
3	1		8	2		7	9	
					8		3	9
7	5		3	6		2		1
2		3	7		4		8	5

2		1	8		9		7	3
9		8		3		2	5	
	7		9	6				4
7		6	4		5	9		8
	9	4		8		7	1	
1	5		7	4	8		6	2
4		3	1		2	6		
	1	5		9		8		7
8	3		5		6		4	9

1		2		3	
	1	5			2
6				2	
	5		1	4	
5			4		3
3					1

		2	5		4
6		5		4	1
	1		6		
2			4		
	2			3	
1		6		5	

5			3	1	
	4	2			6
4			2		
	5		6		1
6		1		2	
			1		2

4	9		3	6		2	5	
6		9		8	1		7	3
	7		1		6	9		8
5		8		7		3	6	
7	3		6		2		8	4
	5	3		2		7		6
1		4			5	8		
3	8		2	5	7		4	9
	4	2		1		6		5

3		7	5		6	9		2
6	2			4		3	7	
		6	4		5		3	1
8	4		1		2	5		7
4		8	6			1	5	
	5	4			3			8
5	1		7	3		2	6	4
7		2	9		1	4		
	6	5		8	4		2	9

해답은 다음 페이지에 있습니다.

해답

◀ 156페이지 해답

3	5	1	4	6	2
5	1	3	6	2	4
1	3	5	2	4	6
4	6	2	5	1	3
2	4	6	3	5	1
6	2	4	1	3	5

6	3	5	2	4	1
4	1	3	6	2	5
1	4	6	3	5	2
3	6	2	5	1	4
5	2	4	1	3	6
2	5	1	4	6	3

2	6	4	1	5	3
5	3	1	4	2	6
3	1	5	2	6	4
6	4	2	5	3	1
4	2	6	3	1	5
1	5	3	6	4	2

5	3	6	1	4	7	9	2	8
1	8	2	6	9	3	5	7	4
8	6	9	4	7	1	3	5	2
4	2	5	9	3	6	8	1	7
9	7	1	5	8	2	4	6	3
3	1	4	8	2	5	7	9	6
6	4	7	2	5	8	1	3	9
7	5	8	3	6	9	2	4	1
2	9	3	7	1	4	6	8	5

2	6	1	8	5	9	4	7	3
9	4	8	6	3	7	2	5	1
3	7	2	9	6	1	5	8	4
7	2	6	4	1	5	9	3	8
5	9	4	2	8	3	7	1	6
1	5	9	7	4	8	3	6	2
4	8	3	1	7	2	6	9	5
6	1	5	3	9	4	8	2	7
8	3	7	5	2	6	1	4	9

157페이지 해답 ▶

1	4	2	6	3	5
4	1	5	3	6	2
6	3	1	5	2	4
2	5	3	1	4	6
5	2	6	4	1	3
3	6	4	2	5	1

3	6	2	5	1	4
6	3	5	2	4	1
4	1	3	6	2	5
2	5	1	4	6	3
5	2	4	1	3	6
1	4	6	3	5	2

5	2	6	3	1	4
1	4	2	5	3	6
4	1	5	2	6	3
2	5	3	6	4	1
6	3	1	4	2	5
3	6	4	1	5	2

4	9	7	3	6	8	2	5	1
6	2	9	5	8	1	4	7	3
2	7	5	1	4	6	9	3	8
5	1	8	4	7	9	3	6	2
7	3	1	6	9	2	5	8	4
9	5	3	8	2	4	7	1	6
1	6	4	9	3	5	8	2	7
3	8	6	2	5	7	1	4	9
8	4	2	7	1	3	6	9	5

3	8	7	5	1	6	9	4	2
6	2	1	8	4	9	3	7	5
2	7	6	4	9	5	8	3	1
8	4	3	1	6	2	5	9	7
4	9	8	6	2	7	1	5	3
9	5	4	2	7	3	6	1	8
5	1	9	7	3	8	2	6	4
7	3	2	9	5	1	4	8	6
1	6	5	3	8	4	7	2	9

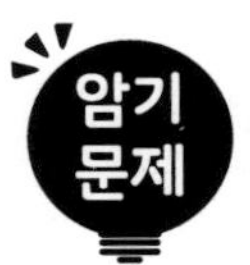

제시된 단어를 3분간 외운 다음 종이로 가리고 밑의 기록란에 순서와 관계없이 생각나는 대로 5분 이내에 적기 바랍니다.

꽁치 난초 목사 배낭 라면 폭탄 석쇠 담요 벌집 녹용
건포도 채송화 저금통 콩나물 대관령 계산기 원앙새
개살구 청진기 가덕도 태극기 인력거 우편함 건재상
난공불락 십시일반 토사구팽

기록란

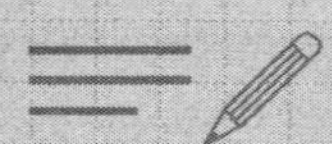

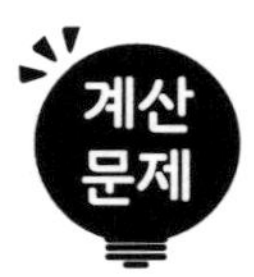

적합한 숫자나 기호(+, -, ×, ÷)를 (　　) 안에 넣으시오.

14+6-11=(　)	4+18-14=(　)	17-8(　)8=17
22-12-6=(　)	2×12-13=(　)	24(　)4+9=15
12+8+3=(　)	12+6(　)12=6	22-12+4=(　)
4×4+(　)=20	16(　)8-17=7	13×2-13=(　)
3×11-9=(　)	14+12+3=(　)	17+8(　)5=20
18(　)3+3=9	16+2-14=(　)	12×3-14=(　)
17+3+4=(　)	18÷6+13=(　)	12+12-8=(　)
8(　)8-12=4	2×11-18=(　)	12÷3(　)12=16
7(　)3-16=5	12×2(　)8=16	13+8-14=(　)
16+7+4=(　)	14×2-18=(　)	24-18+8=(　)
14+6+2=(　)	2+16+14=(　)	16(　)12+4=8
12×2-8=(　)	24-7-12=(　)	17+6-15=(　)
7+3+14=(　)	13+8-16=(　)	16(　)2-7=11
18÷3+8=(　)	18+2-15=(　)	7×2-12=(　)

8+5×4-18=3+(　)	29-4×6+8=6+(　)
2×6×2-24÷2=(　)	45÷9×3-12÷4=(　)
24-12÷4×6=(　)	16+16÷4-5=5×(　)
21÷7+5+12=12+(　)	12×3-16-2=6×(　)
7×3÷3+2=14-(　)	12×2+12÷3=14+(　)
8÷2+4×3-12=2×(　)	3×4-3×3+6=14-(　)

월 일

$6(\quad)3=9+9$	$17+(\quad)=14+7$	$12+8=4\times(\quad)+4$
$3\times8=18+(\quad)$	$(\quad)+17=3\times9$	$18-(\quad)=3\times6-7$
$4\times4=(\quad)+6$	$14+(\quad)=3\times8$	$(\quad)\div6+6=18-8$
$14+7=(\quad)+9$	$(\quad)\div3=13-9$	$(\quad)\div8+4=14-8$
$7-3=(\quad)\div8$	$12-8=(\quad)\div2$	$13-(\quad)=3\times6-9$
$4+3=(\quad)\div3$	$12-9=(\quad)\div4$	$3\times3+(\quad)=10+6$
$(\quad)\div4=2+2$	$22-8=9+(\quad)$	$7+3+(\quad)=21-6$
$6-2=(\quad)\div3$	$24-(\quad)=7+9$	$13+4=20-9+(\quad)$
$8\times4=12+(\quad)$	$(\quad)\div3=2+3$	$14+12=6\times2+(\quad)$
$14+(\quad)=6\times4$	$(\quad)\div4=14-9$	$14-8=(\quad)\div5+3$
$2\times(\quad)=9+9$	$3\times(\quad)=17-5$	$3\times7-(\quad)=18-2$
$17+(\quad)=9\times3$	$17+6=(\quad)+3$	$4\times3+(\quad)=8+12$
$5\times(\quad)=13+2$	$16-6=(\quad)-5$	$16+(\quad)=6+15$
$18-(\quad)=4+6$	$18-(\quad)=6+5$	$8\times3=8+(\quad)+6$

$3\times2\times2+16=14+(\quad)$	$3\times6\div3\times4+16=8\times(\quad)$
$3\times7+21\div7=18+(\quad)$	$4\times21\div7+12=14+(\quad)$
$7+21\div7+2\times4=3\times(\quad)$	$2\times4-8\div4+6=4\times(\quad)$
$21\div3+9\div3=7+(\quad)$	$24\div4\times3+12=36-(\quad)$
$12\times4+12\div6=40+(\quad)$	$36\div9\times2+12=4\times(\quad)$
$48\div4+2\times4=4\times(\quad)$	$21\div3+2\times2\times2=10+(\quad)$

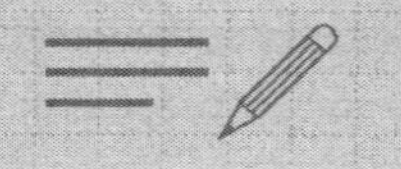

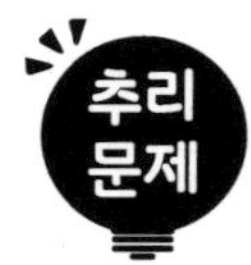

6개 칸은 1부터 6까지, 9개 칸은 1부터 9까지 가로, 세로 중복되지 않게 순서에 상관없이 공란에 기입한다.

4		6		1	5
2	6		1		
				3	
	1		2		4
5			4		
	5	3			2

	6	4			5
	3			6	
			2		6
	4			1	
4		6	3		1
1			6	2	

5		4		3	
	5			6	4
	3	5			
3			4	1	
		6	2		
	1	3			6

	3	6		4	1		2	7
7	5		2	6		1		9
4		5	8		9		1	
	8			9		4		3
6	4		1		2		3	8
	7	1		8		3	6	
2		3	6		7	5		4
	6			7	4		5	1
3	1		7	2		6	9	

7		6	4		5		3	1
4	8			6	2			7
	3		5	1		9	4	
2			8		9	3		5
	1	5		8	4		2	
1		9	7		8	2		4
3	7		9	5		4	8	
		4		7	3		1	8
9	4		6		7	1		3

	5		4		3
		6		4	
3			6		5
	4				2
	2	5		3	
2			5		4

	4	2			1
4	2		3		5
		3		4	
3				6	4
		1			
	6		1	5	

	6	2			
		6		1	5
6			1		
		1		2	6
5	1			4	
1		5			4

9	1		3		2		8	6
6	7			4			5	
		8	6		5	7		9
8	9		2		1		7	5
	5	9		2		8	3	
7		3	1		9	2		4
1	2		4	8			9	
	6	1		3	7		4	2
2	3		5		4	6		8

6	8		5	7			9	3
8		4		9		3	2	
		1	4		3	9		2
7	9		6	8	5		1	4
	5	8		4		7	6	
1		6	9		8	5		7
9				1	7		3	
	6	9		5		8		1
2	4		1		9	6		8

해답은 다음 페이지에 있습니다.

해답

◀ 162페이지 해답

4	2	6	3	1	5
2	6	4	1	5	3
6	4	2	5	3	1
3	1	5	2	6	4
5	3	1	4	2	6
1	5	3	6	4	2

5	3	6	9	4	1	8	2	7
7	5	8	2	6	3	1	4	9
4	2	5	8	3	9	7	1	6
1	8	2	5	9	6	4	7	3
6	4	7	1	5	2	9	3	8
9	7	1	4	8	5	3	6	2
2	9	3	6	1	7	5	8	4
8	6	9	3	7	4	2	5	1
3	1	4	7	2	8	6	9	5

2	6	4	1	3	5
5	3	1	4	6	2
3	1	5	2	4	6
6	4	2	5	1	3
4	2	6	3	5	1
1	5	3	6	2	4

5	2	4	6	3	1
2	5	1	3	6	4
6	3	5	1	4	2
3	6	2	4	1	5
1	4	6	2	5	3
4	1	3	5	2	6

7	2	6	4	9	5	8	3	1
4	8	3	1	6	2	5	9	7
8	3	7	5	1	6	9	4	2
2	6	1	8	4	9	3	7	5
6	1	5	3	8	4	7	2	9
1	5	9	7	3	8	2	6	4
3	7	2	9	5	1	4	8	6
5	9	4	2	7	3	6	1	8
9	4	8	6	2	7	1	5	3

163페이지 해답 ▶

1	5	2	4	6	3
5	3	6	2	4	1
3	1	4	6	2	5
6	4	1	3	5	2
4	2	5	1	3	6
2	6	3	5	1	4

9	1	5	3	7	2	4	8	6
6	7	2	9	4	8	1	5	3
3	4	8	6	1	5	7	2	9
8	9	4	2	6	1	3	7	5
4	5	9	7	2	6	8	3	1
7	8	3	1	5	9	2	6	4
1	2	6	4	8	3	5	9	7
5	6	1	8	3	7	9	4	2
2	3	7	5	9	4	6	1	8

6	4	2	5	3	1
4	2	6	3	1	5
1	5	3	6	4	2
3	1	5	2	6	4
5	3	1	4	2	6
2	6	4	1	5	3

4	6	2	5	3	1
2	4	6	3	1	5
6	2	4	1	5	3
3	5	1	4	2	6
5	1	3	6	4	2
1	3	5	2	6	4

6	8	2	5	7	4	1	9	3
8	1	4	7	9	6	3	2	5
5	7	1	4	6	3	9	8	2
7	9	3	6	8	5	2	1	4
3	5	8	2	4	1	7	6	9
1	3	6	9	2	8	5	4	7
9	2	5	8	1	7	4	3	6
4	6	9	3	5	2	8	7	1
2	4	7	1	3	9	6	5	8

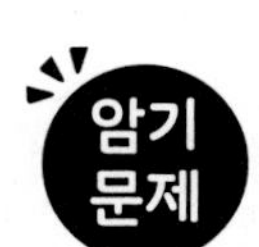

제시된 단어를 3분간 외운 다음 종이로 가리고 밑의 기록란에 순서와 관계없이 생각나는 대로 5분 이내에 적기 바랍니다.

배구 곰탕 여우 향수 차고 회사 악보 주막 화폐 신라
진달래 캥거루 독수리 졸업장 전주곡 접시꽃 다람쥐
천태종 바이킹 오두막 멧돼지 농작물 번갯불 초인종
노심초사 양두구육 파죽지세

기록란

☑ 숫자 읽기

아래 숫자를 숫자(예 4-사, 9-구, 3-삼, 6-육과 같이)로 끝까지 소리 내어 읽고 걸린 시간을 기록한다. [분 초]

4 8 7 5 8 9 4 7 8 5 6 4 6 2 4 9 6 7 4 8 4
6 9 3 5 6 4 5 8 4 5 4 7 9 8 4 9 6 8 7 3 9
6 8 5 4 7 9 3 8 4 5 8 5 8 5 4 7 8 3 6 5 4
6 7 6 9 3 5 8 7 6 8 3 4 8 6 9 4 6 7 8 3 6
9 7 6 3 9 6 8 9 2 5 3 4 7 6 9 7 9 5 7 8 4
7 6 3 9 8 4 9 7 6 3 8 5 4 6 7 9 5 8 4 7 8
5 3 9 5 7 5 8 6 4 7 9 4 6 5 7 8 6 3 8 3 5
6 8 3 7 6 3 8 4 5 3 8 5 7 6 8 3 8 5 9 3 7
9 4 8 7 3 5 8 6 7 9 4 7 8 6 5 3 7 8 6 3 8
4 7 6 9 7 3 5 6 8 3 5 9 3 5 4 7 5 8 9 4 8
6 2 8 3 7 5 3 8 4 5 8 6 5 7 9 5 6 9 4 6 9
4 5 3 4 7 8 3 7 8 7 5 8 3 6 3 5 4 3 6 7 3
8 5 6 9 5 8 7 9 5 9 4 7 8 9 5 3 7 2 4 9 6
8 3 5 7 8 4 3 7 5 4 9 3 8 4 9 4 5 7 4 8 4

☑ 색채 읽기

위 숫자를 숫자로 읽지 않고 색채(예 5-빨강, 6-파랑, 4-노랑, 7-빨강, 8-검정, 6-초록, 4-보라와 같이)로 소리 내어 읽는다. [분 초]

☑ 숫자 계산

숫자를 더해서 십 자리는 제하고 한 자릿수만 적는다. 예를 들어 9와 6을 더하면 15이지만 10은 제하고 5만, 6과 8을 더하면 14이지만 4만, 8과 3은 1을, 3과 7은 0을 숫자와 숫자 사이에 적는다(7. **책의 사용 방법 설명 참조**). 끝까지 한 다음 걸린 시간을 기록한다. **[　　분　　초]**

8 4 5 6 5 3 9 4 6 8 3 7 9 6 9 3 7 8 7 6 5 8 7 5
6 8 4 5 8 3 8 6 7 9 5 7 9 6 7 6 4 2 7 4 9 5 4 6
7 9 4 3 7 4 3 9 6 6 8 3 7 5 7 6 9 3 5 7 6 9 8 3
5 6 8 7 3 8 7 3 9 5 3 4 9 5 7 4 7 8 3 9 8 7 6 8
3 7 6 4 9 5 8 5 6 5 8 4 9 3 5 4 8 3 7 9 4 7 9 4
8 3 8 5 7 9 5 3 8 5 7 9 4 5 4 9 3 4 8 6 7 5 8 9
8 5 6 5 8 6 8 3 7 5 4 9 3 5 4 5 8 6 9 3 5 6 4 7
4 7 4 6 5 4 5 8 3 7 8 9 5 6 5 6 4 7 8 5 4 8 6 4
5 3 8 7 8 3 8 5 8 9 7 6 3 4 8 9 7 6 8 5 7 8 9 8
3 7 8 7 6 5 9 6 4 6 9 3 4 7 9 3 4 6 7 4 6 3 8 7
4 6 3 5 8 6 3 7 5 9 8 6 5 7 9 5 6 4 9 8 7 6 5 9
6 8 3 7 8 9 4 6 9 3 4 3 7 5 8 6 5 4 9 6 3 7 5 6
9 7 6 4 8 6 7 5 7 9 8 3 8 6 5 3 7 3 7 8 3 7 5 6
5 9 3 6 5 7 8 5 3 8 4 9 7 5 4 9 3 7 4 8 6 8 4 7
4 5 3 8 5 7 9 5 4 6 8 2 8 5 9 6 3 9 5 7 3 5 8 9
4 8 3 7 8 6 9 6 9 8 6 9 5 8 4 7 6 9 7 5 3 8 5 7
6 4 8 6 7 9 5 4 6 8 9 3 5 8 3 4 9 6 5 9 7 6 5 3
9 7 6 3 8 7 6 8 7 5 3 4 7 8 9 4 7 9 4 5 7 6 8

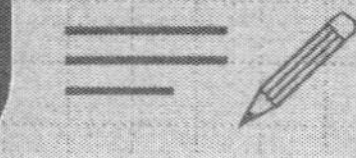

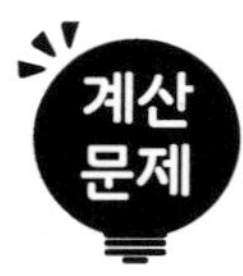

적합한 숫자나 기호(+, -, ×, ÷)를 (　　) 안에 넣으시오.

18(　　)2-6=3	13-6+13=(　　)	12×2-12=(　　)
14+2+4=(　　)	18(　　)6+9=12	14+16-8=(　　)
2(　　)9-13=5	16÷8+16=(　　)	21-8(　　)2=11
13+8+3=(　　)	3(　　)14-4=13	12÷6+18=(　　)
16÷2(　　)2=4	8+12-16=(　　)	13×3-19=(　　)
6(　　)2+9=17	15×2-12=(　　)	18(　　)3-2=13
11+5+4=(　　)	3×6(　　)12=6	3+17-12=(　　)
7(　　)4+2=13	19+3-12=(　　)	13×2-16=(　　)
8×2-12=(　　)	13+8-16=(　　)	12(　　)6+9=11
7(　　)3-9=12	19+4-13=(　　)	11×2-16=(　　)
2×12-4=(　　)	15+4-16=(　　)	8+12-14=(　　)
12+8-6=(　　)	8+12-14=(　　)	12×2(　　)16=8
11×2-6=(　　)	8+12-16=(　　)	11×3-18=(　　)
12÷3+6=(　　)	12+8-14=(　　)	12×2-13=(　　)

2×2×3-24÷3=(　　)	42÷7×4-12=3+(　　)
8+2×6-12=2×(　　)	28÷4+4×3-8=(　　)
28-12×2+4+2=(　　)	6+16÷4+14=6×(　　)
12÷6+5+6=7+(　　)	12×2-3×3-7=(　　)
8÷2+4×4-12=(　　)	3×4-3×2+6=2×(　　)
4×4÷2+12=4×(　　)	12×3-12×2=6×(　　)

월 일

$7\times(\quad)=12+9$

$8\times3=18+(\quad)$

$6+6=21-(\quad)$

$5\times3=8+(\quad)$

$8+4=18(\quad)6$

$(\quad)\times2=8+6$

$18\div2=12-(\quad)$

$4\times6=18+(\quad)$

$3\times6=(\quad)\times2$

$9+5=19-(\quad)$

$9(\quad)6=11+4$

$8(\quad)2=12-6$

$5\times(\quad)=23+7$

$8(\quad)8=3+13$

$18(\quad)8=7+3$

$12+(\quad)=11+5$

$(\quad)\times8=12+4$

$21-6=(\quad)+7$

$12-6=(\quad)\div3$

$16-4=5+(\quad)$

$24(\quad)4=12-6$

$4\times(\quad)=12+4$

$(\quad)\times11=17+5$

$8+8=12+(\quad)$

$14+3=7+(\quad)$

$20-(\quad)=7+6$

$11\times3=23+(\quad)$

$8+(\quad)=12\times2$

$11+19=4\times6+(\quad)$

$6\times3-(\quad)=18-3$

$6+(\quad)+8=4+18$

$4\times(\quad)+3=8+11$

$14+(\quad)+6=4\times6$

$16-7=(\quad)\div4+5$

$14-4=12\div4+(\quad)$

$12+4=(\quad)\div2+12$

$12\times2=6+12+(\quad)$

$4\times4-(\quad)=12-2$

$8+(\quad)=3\times6-6$

$4(\quad)2+12=7+7$

$12\div6\times(\quad)=16-4$

$12+3=12-(\quad)+8$

$12\times2\times2-16\div2=(\quad)$

$3\times3+21\div7=19-(\quad)$

$3\times6\times2-16=14+(\quad)$

$16\div4+2\times3=2\times(\quad)$

$21\div3+9\div3=6+(\quad)$

$6+21\div3+2\times4=3\times(\quad)$

$32\div8\times3+11=11+(\quad)$

$2\times22-12\times2=24-(\quad)$

$16\div2\div4+18=4\times(\quad)$

$12\div3\times2+18=12+(\quad)$

$18\div6+13=22-(\quad)$

$2\times4\times3-14+6=(\quad)$

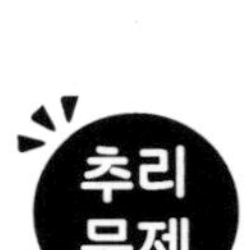

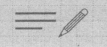

추리 문제 6개 칸은 1부터 6까지, 9개 칸은 1부터 9까지 가로, 세로 중복되지 않게 순서에 상관없이 공란에 기입한다.

	4			1	5
4		2	5		
	2		1	5	
3	5				
			6		
1		5		6	4

5		6		1	
		2	6		
3				5	1
	3		5		4
4			3	6	
				4	6

	5		4		2
5				2	
2		6	3		1
	2			3	
	6		5		
1		5		4	

6	5		3	1		4	2	
3		5		7	4		8	6
	9		7		2	8		4
8		1		3		6	4	
4	3		1		5		9	7
	8	2		4		7		3
5		7			6	3		
2	1		8	6	3		7	5
	6	9		2		5		1

1	4		6		7		5	9
9		7		2		1	4	
		2	9		1	5		3
2	5		7	4	8		6	1
	1	5		9		8	2	
3		1	8		9	4		2
6				8	3		1	
	2	6		1		9		7
5	8		1		2	6		4

2			5		4
6		1			2
	2	5		3	
1					
	3	6			1
3	1			2	

	4	2			1
2		4	1		3
5	3			2	
				6	
		3			2
4			3	1	

	4				3
4			3		
	5		6		
3		5		4	6
	3	1			2
2			1	3	

9	4		7		6	8		5
6		7	4	9		5		2
	6	3		5	8		4	
1	5					9	3	
7		8	5		4	6		3
	8	5		7	1		6	9
8	3		6	2		7	1	
		6	3		2	4		1
3		4		6		2		8

	9	6	4		1		3	7
8		3		2		5	9	
	2		6	7				9
6		1	8		5	3		2
	8	5		4		7	2	
9	7		2	3	8		1	5
7		2	9		6	4		
	1	7		6		9		8
5	3		7		4		6	1

해답은 다음 페이지에 있습니다.

추리문제 해답

◀ 170페이지 해답

2	4	6	3	1	5
4	6	2	5	3	1
6	2	4	1	5	3
3	5	1	4	2	6
5	1	3	6	4	2
1	3	5	2	6	4

5	2	6	4	1	3
1	4	2	6	3	5
3	6	4	2	5	1
6	3	1	5	2	4
4	1	5	3	6	2
2	5	3	1	4	6

3	5	1	4	6	2
5	1	3	6	2	4
2	4	6	3	5	1
6	2	4	1	3	5
4	6	2	5	1	3
1	3	5	2	4	6

6	5	8	3	1	7	4	2	9
3	2	5	9	7	4	1	8	6
1	9	3	7	5	2	8	6	4
8	7	1	5	3	9	6	4	2
4	3	6	1	8	5	2	9	7
9	8	2	6	4	1	7	5	3
5	4	7	2	9	6	3	1	8
2	1	4	8	6	3	9	7	5
7	6	9	4	2	8	5	3	1

1	4	8	6	3	7	2	5	9
9	3	7	5	2	6	1	4	8
4	7	2	9	6	1	5	8	3
2	5	9	7	4	8	3	6	1
7	1	5	3	9	4	8	2	6
3	6	1	8	5	9	4	7	2
6	9	4	2	8	3	7	1	5
8	2	6	4	1	5	9	3	7
5	8	3	1	7	2	6	9	4

171페이지 해답 ▶

2	6	3	5	1	4
6	4	1	3	5	2
4	2	5	1	3	6
1	5	2	4	6	3
5	3	6	2	4	1
3	1	4	6	2	5

6	4	2	5	3	1
2	6	4	1	5	3
5	3	1	4	2	6
3	1	5	2	6	4
1	5	3	6	4	2
4	2	6	3	1	5

6	4	2	5	1	3
4	2	6	3	5	1
1	5	3	6	2	4
3	1	5	2	4	6
5	3	1	4	6	2
2	6	4	1	3	5

9	4	1	7	3	6	8	2	5
6	1	7	4	9	3	5	8	2
2	6	3	9	5	8	1	4	7
1	5	2	8	4	7	9	3	6
7	2	8	5	1	4	6	9	3
4	8	5	2	7	1	3	6	9
8	3	9	6	2	5	7	1	4
5	9	6	3	8	2	4	7	1
3	7	4	1	6	9	2	5	8

2	9	6	4	5	1	8	3	7
8	6	3	1	2	7	5	9	4
4	2	8	6	7	3	1	5	9
6	4	1	8	9	5	3	7	2
1	8	5	3	4	9	7	2	6
9	7	4	2	3	8	6	1	5
7	5	2	9	1	6	4	8	3
3	1	7	5	6	2	9	4	8
5	3	9	7	8	4	2	6	1

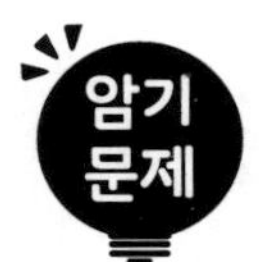

제시된 단어를 3분간 외운 다음 종이로 가리고 밑의 기록란에 순서와 관계없이 생각나는 대로 5분 이내에 적기 바랍니다.

자두 동태 아들 투견 친구 화단 교감 여경 총각 댕기
코끼리 고릴라 낚싯대 다시마 가마솥 기동대 출장비
붕장어 팔색조 감리교 파랑새 독수리 인기척 김장독
다다익선 어부지리 평지풍파

기록란

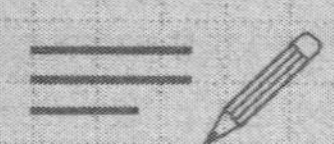

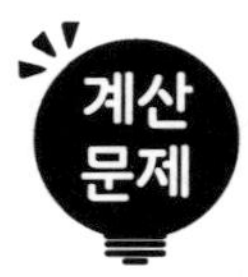

적합한 숫자나 기호(+, -, ×, ÷)를 (　　) 안에 넣으시오.

18÷3+12=(　)	12(　)4+8=11	16×2-15=(　)
12(　)3+2=6	3(　)6-6=12	16(　)2+4=12
16÷4+8=(　)	14+2+16=(　)	13×2-13=(　)
12÷2+6=(　)	6+12-15=(　)	13×2-18=(　)
2×11-8=(　)	12+8+13=(　)	8+12-15=(　)
12(　)6+7=9	3+2(　)8=13	12×3-18=(　)
13+4+6=(　)	16÷2+13=(　)	16(　)11+7=12
3+3+14=(　)	13×3(　)30=9	13-8+12=(　)
6+12-5=(　)	18÷6+16=(　)	12+5-13=(　)
12+3-8=(　)	24-12+7=(　)	14(　)8+8=14
4(　)2+4=6	12(　)6+12=14	16+12-6=(　)
2+14-7=(　)	21÷3+11=(　)	21(　)3+9=16
9(　)2-14=4	11-8+12=(　)	15×2-13=(　)
15+5-8=(　)	24-16+3=(　)	16-8+12=(　)

18-12÷4-7=4+(　)	4×2+16÷4-4=(　)
6×3÷3+14=5×(　)	12×3-11×3+3=(　)
8÷4+4×3-12=(　)	3×7-3×6+6=(　)
28÷7+6+16÷2=(　)	12×2-8-6=5+(　)
8+3×3-12÷3=(　)	24-4×3+8=4×(　)
4×2×2-14=14-(　)	45÷9×2+12=12+(　)

월 일

12+( )=8+8	21÷3=14÷( )	16+4=12-2+( )
6×( )=6+6	11+( )=12+6	4×4-5=16-( )
12÷4=8-( )	3( )6=12-3	8+3+( )=16-2
7×4=18+( )	( )×7=13+8	12+8=5×2+( )
5×4=16+( )	12+( )=19-3	5×5-( )=24-4
6+11=( )+9	4×6=( )+12	( )+6=3×6-6
6+6=18-( )	20-7=10+( )	7×3-( )=4+12
6×3=12+( )	12-6=( )÷3	7×( )+7=15+6
( )÷4=12-8	12-8=( )÷3	18-14=( )÷4+2
8×2=12+( )	( )÷6=10÷5	12-6=( )÷7+4
3×6=12+( )	14-( )=8+4	2×12=( )+12
( )÷8=11-8	( )+3=14-6	3×2×2=2+( )
10+( )=9+8	9+11=( )+5	18-2=4×( )+4
( )+12=7+7	6( )7=2+11	13+5=3×5+( )

12×2+12÷3=21+( )	4×3+6×3-16=( )
3×4+2×3=12+( )	2×21-32=14-( )
21÷3+9÷3=7+( )	24÷4+16÷4=2×( )
3×7-4×4=21-( )	36÷3×2+6=6×( )
12+21÷3+2×4=( )	5×4-8÷4-8=( )
48÷4+2×3=12+( )	21÷3-2×2=13-( )

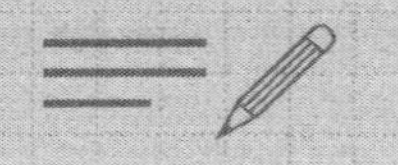

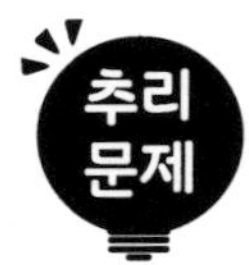

6개 칸은 1부터 6까지, 9개 칸은 1부터 9까지 가로, 세로 중복되지 않게 순서에 상관없이 공란에 기입한다.

		5		6	
3				2	6
	2		1		3
4				3	
2	4		3		
		3		4	2

3		4			5
	5		4	6	
5				4	
2		3			4
	2		1		
6		1		5	

	1		6		2
	5		4	2	
6		4			
2	4		3		5
				3	
		5		6	4

	7	9		8	5		6	2
3	9		6	1			8	
9		8	3		4	2		1
	2	4		3		7	1	
2	8		5		6		7	3
7		6		5			3	
	1		7		8	6		5
8		7		6	3		4	9
6	3		9	4		8	2	

	5	1		8	4		6	2
6		7	9		1		3	
3	8		6	2		1		5
	4	9			3	6		1
4		5		3			1	
1	6		4		5	8		3
	3	8		6	2		4	9
2		3		1		9	8	
5		6	8		9	3		7

1		5			6
3					2
	2	4		3	
	6				3
2			3	5	
	1		6		4

		1	4		2
3		5		4	6
6			5		
	6				5
	2		3		
1		3		2	

3		5			
	5			4	2
4		6		1	
		2			1
2			1	5	
	3	1			6

8		6	1		5		2	7
1	6		3	5		2	4	
		3		9	2			4
3		1	5		9		6	2
	5			4		1	3	
6		4	8		3	7		5
		9		6	8		5	
4	9		6	8		5	7	3
7	3		9		4	8		6

4	2		7	5	8		6	1
2		7			6	1		8
	4	2		7		5	8	
8	6		2		3		1	5
		6		2		9		
7		3	1		2		9	4
3	1		6	4		2	5	
	7	5			4	8		6
5		1	8		9		7	2

해답은 다음 페이지에 있습니다.

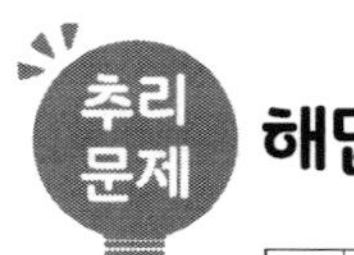

추리 문제 해답

◀ 176페이지 해답

1	3	5	2	6	4
3	5	1	4	2	6
6	2	4	1	5	3
4	6	2	5	3	1
2	4	6	3	1	5
5	1	3	6	4	2

3	1	4	6	2	5
1	5	2	4	6	3
5	3	6	2	4	1
2	6	3	5	1	4
4	2	5	1	3	6
6	4	1	3	5	2

5	1	3	6	4	2
3	5	1	4	2	6
6	2	4	1	5	3
2	4	6	3	1	5
4	6	2	5	3	1
1	3	5	2	6	4

1	7	9	4	8	5	3	6	2
3	9	2	6	1	7	5	8	4
9	6	8	3	7	4	2	5	1
5	2	4	8	3	9	7	1	6
2	8	1	5	9	6	4	7	3
7	4	6	1	5	2	9	3	8
4	1	3	7	2	8	6	9	5
8	5	7	2	6	3	1	4	9
6	3	5	9	4	1	8	2	7

9	5	1	3	8	4	7	6	2
6	2	7	9	5	1	4	3	8
3	8	4	6	2	7	1	9	5
8	4	9	2	7	3	6	5	1
4	9	5	7	3	8	2	1	6
1	6	2	4	9	5	8	7	3
7	3	8	1	6	2	5	4	9
2	7	3	5	1	6	9	8	4
5	1	6	8	4	9	3	2	7

177페이지 해답 ▶

1	3	5	2	4	6
3	5	1	4	6	2
6	2	4	1	3	5
4	6	2	5	1	3
2	4	6	3	5	1
5	1	3	6	2	4

5	3	1	4	6	2
3	1	5	2	4	6
6	4	2	5	1	3
2	6	4	1	3	5
4	2	6	3	5	1
1	5	3	6	2	4

3	1	5	2	6	4
1	5	3	6	4	2
4	2	6	3	1	5
6	4	2	5	3	1
2	6	4	1	5	3
5	3	1	4	2	6

8	4	6	1	3	5	9	2	7
1	6	8	3	5	7	2	4	9
5	1	3	7	9	2	6	8	4
3	8	1	5	7	9	4	6	2
9	5	7	2	4	6	1	3	8
6	2	4	8	1	3	7	9	5
2	7	9	4	6	8	3	5	1
4	9	2	6	8	1	5	7	3
7	3	5	9	2	4	8	1	6

4	2	9	7	5	8	3	6	1
2	9	7	5	3	6	1	4	8
6	4	2	9	7	1	5	8	3
8	6	4	2	9	3	7	1	5
1	8	6	4	2	5	9	3	7
7	5	3	1	8	2	6	9	4
3	1	8	6	4	7	2	5	9
9	7	5	3	1	4	8	2	6
5	3	1	8	6	9	4	7	2

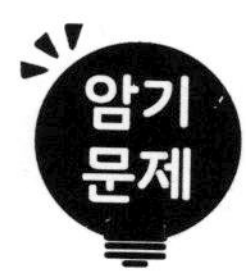

제시된 단어를 3분간 외운 다음 종이로 가리고 밑의 기록란에 순서와 관계없이 생각나는 대로 5분 이내에 적기 바랍니다.

약사 메기 호박 멧새 노루 하늘 바다 베개 장승 수염
수선화 지팡이 돌고래 지우게 항아리 십자가 경포대
벚나무 당구장 견본품 편도선 조달청 홀아비 물안경
대기만성 오리무중 현모양처

기록란

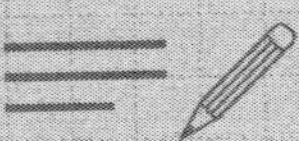

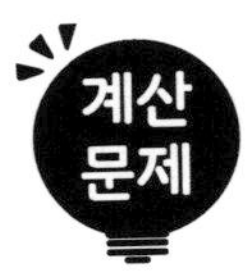

적합한 숫자나 기호(+, -, ×, ÷)를 (　　) 안에 넣으시오.

12(　　)4+5=8
11+9-8=(　　)
4(　　)4-12=4
18+2-9=(　　)
9-6+12=(　　)
14+2-6=(　　)
5×4-14=(　　)
14-8(　　)2=8
16÷4+8=(　　)
7+13-6=(　　)
3(　　)6-12=6
14+6-8=(　　)
5×4-12=(　　)
19-4(　　)6=9

24÷6+13=(　　)
4×6-15=(　　)
3×8(　　)16=8
21÷3+12=(　　)
15-6+13=(　　)
24(　　)3+4=12
13+7+12=(　　)
2×12-12=(　　)
4+12-14=(　　)
14(　　)3-4=13
14-8+12=(　　)
12(　　)2+7=13
8+12(　　)12=8
2×11-13=(　　)

13(　　)9-14=8
17+8-14=(　　)
12+12+3=(　　)
12(　　)4+5=13
24÷3+12=(　　)
4(　　)7-12=16
12-6+11=(　　)
13-3+12=(　　)
13×2-14=(　　)
19-9+15=(　　)
16÷2+13=(　　)
3(　　)8-12=12
16-8+12=(　　)
13-6+13=(　　)

18-5×2-8÷4=(　　)
8÷2+4×3-10=(　　)
2×4-12÷3+8=(　　)
21÷7+5+6=7+(　　)
2×3×3-12=18-(　　)
2×6×2-12=6+(　　)

26-4×4+8=8+(　　)
3×7-3×6+12=12+(　　)
7+16÷4-14÷2=(　　)
12×2-8+7=13+(　　)
12×3+12×2=6×(　　)
24÷8×4+12=6×(　　)

월 일

( )+8=4×4	12+( )=14+6	14-2=2×3+( )
9+12=( )+8	( )+15=9+11	16( )4+8=8+4
12-8=( )÷6	26-( )=9+7	16( )4-2=14-4
13-8=( )÷3	( )+14=13+7	16-2=6+4+( )
2×2=( )÷3	19-( )=18-5	2×7+( )=14+8
6+( )=4+12	( )÷3=12-8	3×6-( )=19-8
3×6=12+( )	15-5=4+( )	4×3+( )=21-4
4×4=12+( )	12×3=6×( )	5×3+4=14+( )
8×3=( )+12	( )÷4=12-9	5×3-5=( )-6
( )+14=4×6	( )-6=4×3	4×5=3×5+( )
21-( )=7+3	18-4=11+( )	11+( )=12+7
9+( )=9×3	14+8=( )+4	3×7-( )=12+4
13-( )=2+4	6×3=12+( )	7+7+( )=17+4
( )+6=7+12	14+( )=12×2	4×6=14×2-( )

3×2+14-8=19-( )	2×21-12-2=2×( )
3×4×2-14=14-( )	36÷3×3-16=4×( )
2×6÷3+6=7+( )	24÷6+12÷3=4+( )
18÷3+2×3=18-( )	21÷3+13-6=7+( )
12×3-12-12=( )	3×6÷2×3-17=( )
7×2+13-2×6=3×( )	5×4-8÷2-6=2×( )

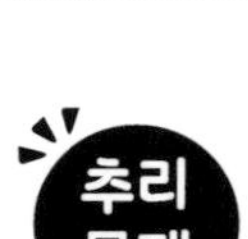

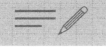

추리 문제 6개 칸은 1부터 6까지, 9개 칸은 1부터 9까지 가로, 세로 중복되지 않게 순서에 상관없이 공란에 기입한다.

4	2		1		
		1	3		2
		3		1	
5					
		4		2	5
1	5		4		3

	3	1			6
1		4	2		3
5	4			3	
				6	
		3			2
3			4	1	

6		1		5	
	4		6		5
	1	6			
3			1		6
1		2			
	6	5			1

6		1	4		9	3		7
3	5			8		9	2	
		4	7		3		8	1
2	4		9		5	8		3
8		3		4		5	7	
	6	8			7			5
1	3		8	6		7	9	2
5		9	3		8	2		
	9	2		3	1		6	8

1	6		3	8		7	2	5
8		7	1		2	5		3
	7	1		9	5		3	
5	1		7	3		2		9
		6	9		1		8	
3	8			1	6		4	7
	5	8		7				4
6		5	8		9		7	
4	9		6		7		5	8

4			6		5
	4			5	2
5	2		1		
		2		1	
6	3		2		
			4	6	

	4		3		1
	6			1	
6			1		5
	5				2
1		5		4	
5			6		4

	1	3		4	
	3		2		4
3					
	2		1		
2		6		1	5
4			5	3	

9	4		3		1	7		2
	9	4		2	6		1	7
2		1		8		9		
	2		1		8		3	9
3		2		9	4			5
1	5		4	7		8	6	
		3	7		5	2		6
6		5		3	7		2	
8	3		2	5		6	4	1

7	2		3		5	8		1
3		2		5		4		6
	4	8		2	7		6	
4	8		9			5		
2		1	7		9	3		5
	3	7		1	6		5	2
5	9		1	7		6	2	
		9	6		8	2		4
6		5		8		7	3	9

해답은 다음 페이지에 있습니다.

해답

◀ 182페이지 해답

4	2	5	1	3	6
6	4	1	3	5	2
2	6	3	5	1	4
5	3	6	2	4	1
3	1	4	6	2	5
1	5	2	4	6	3

6	8	1	4	2	9	3	5	7
3	5	7	1	8	6	9	2	4
9	2	4	7	5	3	6	8	1
2	4	6	9	7	5	8	1	3
8	1	3	6	4	2	5	7	9
4	6	8	2	9	7	1	3	5
1	3	5	8	6	4	7	9	2
5	7	9	3	1	8	2	4	6
7	9	2	5	3	1	4	6	8

4	3	1	5	2	6
1	6	4	2	5	3
5	4	2	6	3	1
2	1	5	3	6	4
6	5	3	1	4	2
3	2	6	4	1	5

1	6	9	3	8	4	7	2	5
8	4	7	1	6	2	5	9	3
2	7	1	4	9	5	8	3	6
5	1	4	7	3	8	2	6	9
7	3	6	9	5	1	4	8	2
3	8	2	5	1	6	9	4	7
9	5	8	2	7	3	6	1	4
6	2	5	8	4	9	3	7	1
4	9	3	6	2	7	1	5	8

6	2	1	4	5	3
2	4	3	6	1	5
5	1	6	3	4	2
3	5	4	1	2	6
1	3	2	5	6	4
4	6	5	2	3	1

183페이지 해답 ▶

4	1	3	6	2	5
1	4	6	3	5	2
5	2	4	1	3	6
3	6	2	5	1	4
6	3	5	2	4	1
2	5	1	4	6	3

9	4	8	3	6	1	7	5	2
5	9	4	8	2	6	3	1	7
2	6	1	5	8	3	9	7	4
7	2	6	1	4	8	5	3	9
3	7	2	6	9	4	1	8	5
1	5	9	4	7	2	8	6	3
4	8	3	7	1	5	2	9	6
6	1	5	9	3	7	4	2	8
8	3	7	2	5	9	6	4	1

2	4	6	3	5	1
4	6	2	5	1	3
6	2	4	1	3	5
3	5	1	4	6	2
1	3	5	2	4	6
5	1	3	6	2	4

7	2	6	3	9	5	8	4	1
3	7	2	8	5	1	4	9	6
9	4	8	5	2	7	1	6	3
4	8	3	9	6	2	5	1	7
2	6	1	7	4	9	3	8	5
8	3	7	4	1	6	9	5	2
5	9	4	1	7	3	6	2	8
1	5	9	6	3	8	2	7	4
6	1	5	2	8	4	7	3	9

5	1	3	6	4	2
1	3	5	2	6	4
3	5	1	4	2	6
6	2	4	1	5	3
2	4	6	3	1	5
4	6	2	5	3	1

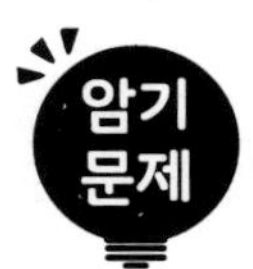

제시된 단어를 3분간 외운 다음 종이로 가리고 밑의 기록란에 순서와 관계없이 생각나는 대로 5분 이내에 적기 바랍니다.

생강 농구 의사 율무 주부 자라 농어 팝콘 양말 약방
사이다 옻나무 올가미 미더덕 은장도 전투기 가스등
삼팔선 핀란드 거북선 사육신 쌍안경 갈매기 착암기
두주불사 오합지중 호사다마

기록란

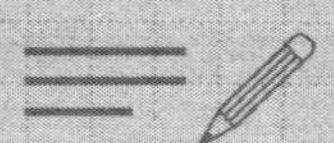

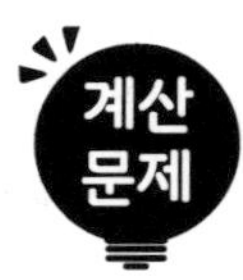

적합한 숫자나 기호(+, -, ×, ÷)를 (　　) 안에 넣으시오.

12(　　)6+3=5　19-15+5=(　　)　16-8+12=(　　)

2×11-8=(　　)　14+6+12=(　　)　4+16-13=(　　)

8(　　)8-12=4　13-6+11=(　　)　24(　　)2+5=17

15+2+3=(　　)　12÷4+12=(　　)　7+13+12=(　　)

18-5-5=(　　)　2×13-14=(　　)　16(　　)3-8=11

13+7-6=(　　)　14(　　)8-14=8　14+6-12=(　　)

16+6-8=(　　)　18-13+4=(　　)　14-8+13=(　　)

4(　　)3-3=9　20(　　)5+4=8　14-12+3=(　　)

3+16+6=(　　)　9+11-15=(　　)　13×2-16=(　　)

7+7-12=(　　)　12+5-13=(　　)　13-11+8=(　　)

17-7+6=(　　)　18-6+14=(　　)　11×2-14=(　　)

2×8-12=(　　)　12÷4+17=(　　)　19-9+12=(　　)

12÷2+8=(　　)　11×2+13=(　　)　21-11+8=(　　)

24÷4-3=(　　)　9+16-17=(　　)　16+4-14=(　　)

8+5×3-14=3+(　　)

2×5×2-12=12-(　　)

28÷4-12÷4+7=(　　)

24÷3+2+16=6+(　　)

7×3-6+5=5×(　　)

4÷2+4×6-16=(　　)

21-3×3+8=5×(　　)

28÷7×2+12=15+(　　)

12+16÷2-4=12+(　　)

12×4-18-2=20+(　　)

12×2-12+3=(　　)

2×7-3×4+6=(　　)

월 일

3( )4=18-6	12+( )=13+9	4×4+4=4×( )
19( )5=7+7	18-( )=7+5	8+12=4×4+( )
8+8=12( )4	6×3=12+( )	9×3( )7=13+7
5+4=18( )2	15+( )=9+9	8×3=12+8+( )
6×3=12+( )	( )+8=11×2	23-3-8=8+( )
12+8=( )+7	6+( )=18-6	2×6-( )=11-5
4×6=14+( )	14-7=( )+3	15( )9=3×2
6-2=( )÷3	2×6=24-( )	2×3( )3=6+3
11-8=( )÷6	18-9=13-( )	( )÷4=12-7
4×4=13+( )	11+( )=4×4	3×2-4=( )÷5
4×5=( )+15	( )÷6=9-6	4×2-3=( )÷2
14+( )=9+9	3×4=18-( )	12+( )=13+7
16+( )=4×5	12+( )=8+8	( )×24÷8=9-3
3×( )=16+8	16-5=( )+6	20-( )=3×4

2×7+11=14+( )	12×2-12=4×( )
21÷7×6=12+( )	24÷6+16=12+( )
2×2+12÷3=18-( )	36÷4-3+11=( )
3×5×2-14=14+( )	12÷3×4+14=6×( )
24÷4+2×3=6+( )	18÷3+2×4=12+( )
16+12÷3+2×4=( )	4×4-8+4+6=( )

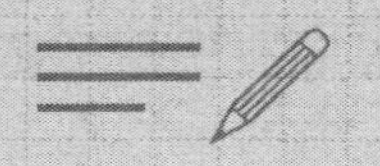

6개 칸은 1부터 6까지, 9개 칸은 1부터 9까지 가로, 세로 중복되지 않게 순서에 상관없이 공란에 기입한다.

1	4		3		2
		3	6		
		1		6	3
	3			4	
		2			4
5	2			3	

8	2		7		6	3		5
	6	8		4	1		5	9
1		6		2		5		
	1		6		5		9	4
4		9		5	2			1
6	9		5	7		1	8	
		5	8		7	4		
2		7		3	9		4	8
5	8		4	6		9	7	2

3	5				
	2			1	4
2			5	3	
	1		2		3
		6		2	
	6		1		2

4	1		7		5		6	8
7		3		6		5	9	
		7	5		3	9		6
9	6		3	8	1		2	4
	3	2		5		4	8	
3		8	6		4	1		7
8				7	9		1	
	2	1		4		3		9
1	7		4		2	8		5

	2		6		1
		1		6	
	3			4	
4		3	5		6
	4				3
3		2		1	

4		5		6	3
6	3		4		
				4	
	2		3		4
1			5		
	6			5	2

6	2			1	
		1	5		6
	6				2
1	3			2	
5		4			
	5		6	4	

	3	6			5
3			6	4	
5	1		2		3
		1		3	6
		5		1	
4					

6		4		8		7	5	
9	3		5	2	6		8	4
		3	1			6		9
8		6		1		9	7	
2	5		7		8		1	6
	7	2		6		5		8
7		5	3		4		6	
3	6		8	5		4		7
	4	8		3	7		9	5

9	7		5		2	4		3
2		3		1		6		5
	5	8		6	9		4	
4	2		9			8	1	
1		2	6		3	5		4
	3	6		4	7		2	8
8	6		4	7		3	5	
		4	8		5	7		6
6		7		5		1		9

해답은 다음 페이지에 있습니다.

해답

◀ 188페이지 해답

1	4	6	3	5	2
4	1	3	6	2	5
2	5	1	4	6	3
6	3	5	2	4	1
3	6	2	5	1	4
5	2	4	1	3	6

3	5	2	6	4	1
6	2	5	3	1	4
2	4	1	5	3	6
5	1	4	2	6	3
1	3	6	4	2	5
4	6	3	1	5	2

5	2	4	6	3	1
2	5	1	3	6	4
6	3	5	1	4	2
4	1	3	5	2	6
1	4	6	2	5	3
3	6	2	4	1	5

8	2	4	7	9	6	3	1	5
3	6	8	2	4	1	7	5	9
1	4	6	9	2	8	5	3	7
7	1	3	6	8	5	2	9	4
4	7	9	3	5	2	8	6	1
6	9	2	5	7	4	1	8	3
9	3	5	8	1	7	4	2	6
2	5	7	1	3	9	6	4	8
5	8	1	4	6	3	9	7	2

4	1	9	7	3	5	2	6	8
7	4	3	1	6	8	5	9	2
2	8	7	5	1	3	9	4	6
9	6	5	3	8	1	7	2	4
6	3	2	9	5	7	4	8	1
3	9	8	6	2	4	1	5	7
8	5	4	2	7	9	6	1	3
5	2	1	8	4	6	3	7	9
1	7	6	4	9	2	8	3	5

189페이지 해답 ▶

4	1	5	2	6	3
6	3	1	4	2	5
2	5	3	6	4	1
5	2	6	3	1	4
1	4	2	5	3	6
3	6	4	1	5	2

6	2	5	3	1	4
2	4	1	5	3	6
4	6	3	1	5	2
1	3	6	4	2	5
5	1	4	2	6	3
3	5	2	6	4	1

1	3	6	4	2	5
3	5	2	6	4	1
5	1	4	2	6	3
2	4	1	5	3	6
6	2	5	3	1	4
4	6	3	1	5	2

6	9	4	2	8	3	7	5	1
9	3	7	5	2	6	1	8	4
5	8	3	1	7	2	6	4	9
8	2	6	4	1	5	9	7	3
2	5	9	7	4	8	3	1	6
4	7	2	9	6	1	5	3	8
7	1	5	3	9	4	8	6	2
3	6	1	8	5	9	4	2	7
1	4	8	6	3	7	2	9	5

9	7	1	5	8	2	4	6	3
2	9	3	7	1	4	6	8	5
7	5	8	3	6	9	2	4	1
4	2	5	9	3	6	8	1	7
1	8	2	6	9	3	5	7	4
5	3	6	1	4	7	9	2	8
8	6	9	4	7	1	3	5	2
3	1	4	8	2	5	7	9	6
6	4	7	2	5	8	1	3	9

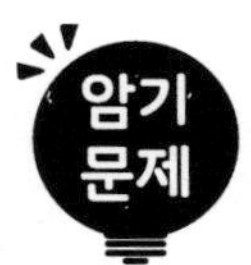

제시된 단어를 3분간 외운 다음 종이로 가리고 밑의 기록란에 순서와 관계없이 생각나는 대로 5분 이내에 적기 바랍니다.

삼치 대추 가게 국기 염전 참치 달력 어장 남강 지게
정어리 독수리 호랑이 수선화 백목련 엿기름 물방개
양송이 보물섬 옷고름 정유소 용문산 수덕사 상속세
대동소이 용두사미 호의호식

기록란

29 일(회)

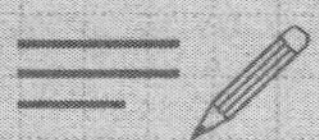

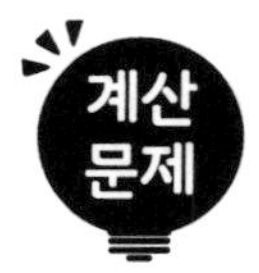

적합한 숫자나 기호(+, -, ×, ÷)를 (　　) 안에 넣으시오.

$3+12+3=(\quad)$	$12\times2-4=(\quad)$	$12-8+14=(\quad)$
$3+14-6=(\quad)$	$14+6-16=(\quad)$	$13+6-12=(\quad)$
$24-14+7=(\quad)$	$18-8+11=(\quad)$	$14\times2-18=(\quad)$
$14+3+7=(\quad)$	$16\div2+14=(\quad)$	$14(\quad)3-9=8$
$7+7(\quad)8=6$	$2(\quad)8-13=3$	$18\div6+12=(\quad)$
$16\div4+6=(\quad)$	$7+13-12=(\quad)$	$15(\quad)3-5=7$
$5(\quad)3-8=7$	$8+12-16=(\quad)$	$13\times2-16=(\quad)$
$7\times2+16=(\quad)$	$21(\quad)3+6=13$	$14+6+3=(\quad)$
$4+16-8=(\quad)$	$18\div3+15=(\quad)$	$24(\quad)2-4=8$
$9-6+13=(\quad)$	$22-8+16=(\quad)$	$24\div4+12=(\quad)$
$7\times4-18=(\quad)$	$8+12-17=(\quad)$	$15-8+13=(\quad)$
$18(\quad)6-3=9$	$2(\quad)12-16=8$	$17-7+12=(\quad)$
$16-4+3=(\quad)$	$16-8+18=(\quad)$	$14(\quad)11+4=7$
$11\times3-7=(\quad)$	$26-6-14=(\quad)$	$8+12-17=(\quad)$

$6\div2+4\times6-14=(\quad)$	$3\times6-3\times5+6=6+(\quad)$
$28-5\times4-8\div2=(\quad)$	$24-4\times4+8=8+(\quad)$
$6\times2\div3+16=5\times(\quad)$	$12\times3+12\div3=8\times(\quad)$
$21-16\div4-7=5\times(\quad)$	$7+16\div2-4=4+(\quad)$
$24\div8+5+12=4\times(\quad)$	$12\times2-8-8=2\times(\quad)$
$4\times4\times2-22=2+(\quad)$	$45\div9\times2\times2=12+(\quad)$

월　　일

6(　　)3=12+6	13-(　　)=3+3	2×8-2=12+(　　)
12(　　)6=2×9	18-(　　)=4×3	16+4=4×2+(　　)
16+8=(　　)×6	(　　)×2=4×4	6×2+(　　)=12+6
9+3=18-(　　)	12+(　　)=7+8	3×6=4+11+(　　)
8-5=(　　)÷5	12-3=3(　　)3	(　　)+12=16×2
4×6=17+(　　)	8+4=18-(　　)	7×3+(　　)=18+7
14(　　)2=6+6	19-8=6+(　　)	3+6=(　　)÷5+6
18+3=11+(　　)	12(　　)2=2×3	5×4-(　　)=20-8
5×4=14+(　　)	(　　)÷4=12-8	3×(　　)+8=12+8
15-(　　)=2×4	18+(　　)=11×2	21÷3+8=3(　　)5
3×6=12+(　　)	5×(　　)=13+7	6×2(　　)8=14+6
18-(　　)=3+7	12+4=21-(　　)	6(　　)2+8=15+5
3(　　)6=11+7	9+11=(　　)+6	3+5+(　　)=7+14
(　　)+5=4+14	12+8=(　　)×4	6+(　　)+4=20-7

28÷4+2×6=7+(　　)	6÷3×2×4=13+(　　)
3×4+11=16+(　　)	4×6-12=24-(　　)
18÷3+9=6+(　　)	24÷6+16=24-(　　)
3×2×3+14=14+(　　)	16÷8×4+12=4×(　　)
12×2-12÷3=(　　)	36÷9×3-8=(　　)
13+21÷3+2×4=(　　)	5×3-18÷2+6=(　　)

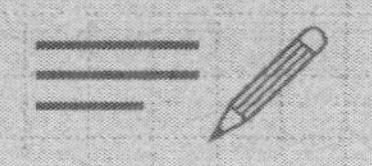

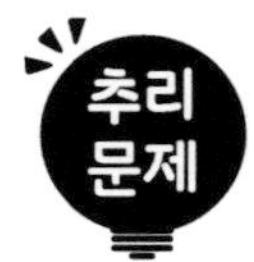

6개 칸은 1부터 6까지, 9개 칸은 1부터 9까지 가로, 세로 중복되지 않게 순서에 상관없이 공란에 기입한다.

2	6		5		
		6		4	1
	1				
6		1			2
	2			3	
1		2	4		3

	2			3	
6				5	2
	6		5		4
5				4	
1		2	4		
		4		2	5

3	6		1		
					5
4		5		6	3
	5		6		
	2	6		1	
1		2		3	

1	4		6		7	2		5
7		5		9		8		2
	6	1		5	9		2	
8	2		4			9	7	
2		9	7		8	3		6
	7	2		6	1		3	8
9	3		5	2		1	8	
		4	2		3	7		1
5		3		7		6		9

3	1		8		5	7		6
	6	9		7	1		5	2
1		2		9		5		
	2		9		6		1	7
7		8		6	9			1
5	3		1	4		9	2	
		1	5		2	4		
2		3		1	4		8	5
6	4		2	5		1	3	9

3				6	
	4	2			1
4				1	
	6	4		5	
5			4		6
1		3			2

	1		6		3
	3			4	
		2		6	1
		5			
4	6		5		2
2		1	3		

		6	3		5
5				4	
3		1	4		6
	2			5	
	6		5		
1		5		6	

2		8		3		1	5	
9	2		4	1	5		3	7
		7	5			9		8
5		2		6		4	8	
7	9		2		3		1	5
	6	1		5		3		2
6		3	1		2		9	
8	1		3	9		7		6
	5	9		4	8		6	1

3		5		1				2
7		9	3		8		1	6
	4		5	7		6	3	
5		7			6	2		4
	3	1		6	9		2	
4	8		9	2		1	7	3
1		3	6		2	7		9
	1	8		4	7		9	
2	6		7	9		8	5	

해답은 다음 페이지에 있습니다.

추리 문제 해답

2	6	3	5	1	4
5	3	6	2	4	1
3	1	4	6	2	5
6	4	1	3	5	2
4	2	5	1	3	6
1	5	2	4	6	3

4	2	5	1	3	6
6	4	1	3	5	2
2	6	3	5	1	4
5	3	6	2	4	1
1	5	2	4	6	3
3	1	4	6	2	5

3	6	4	1	5	2
6	3	1	4	2	5
4	1	5	2	6	3
2	5	3	6	4	1
5	2	6	3	1	4
1	4	2	5	3	6

◀ 194페이지 해답

1	4	8	6	3	7	2	9	5
7	1	5	3	9	4	8	6	2
3	6	1	8	5	9	4	2	7
8	2	6	4	1	5	9	7	3
2	5	9	7	4	8	3	1	6
4	7	2	9	6	1	5	3	8
9	3	7	5	2	6	1	8	4
6	9	4	2	8	3	7	5	1
5	8	3	1	7	2	6	4	9

3	1	4	8	2	5	7	9	6
8	6	9	4	7	1	3	5	2
1	8	2	6	9	3	5	7	4
4	2	5	9	3	6	8	1	7
7	5	8	3	6	9	2	4	1
5	3	6	1	4	7	9	2	8
9	7	1	5	8	2	4	6	3
2	9	3	7	1	4	6	8	5
6	4	7	2	5	8	1	3	9

195페이지 해답 ▶

3	1	5	2	6	4
6	4	2	5	3	1
4	2	6	3	1	5
2	6	4	1	5	3
5	3	1	4	2	6
1	5	3	6	4	2

5	1	4	6	2	3
1	3	6	2	4	5
3	5	2	4	6	1
6	2	5	1	3	4
4	6	3	5	1	2
2	4	1	3	5	6

2	4	6	3	1	5
5	1	3	6	4	2
3	5	1	4	2	6
6	2	4	1	5	3
4	6	2	5	3	1
1	3	5	2	6	4

2	4	8	6	3	7	1	5	9
9	2	6	4	1	5	8	3	7
1	3	7	5	2	6	9	4	8
5	7	2	9	6	1	4	8	3
7	9	4	2	8	3	6	1	5
4	6	1	8	5	9	3	7	2
6	8	3	1	7	2	5	9	4
8	1	5	3	9	4	7	2	6
3	5	9	7	4	8	2	6	1

3	7	5	8	1	4	9	6	2
7	2	9	3	5	8	4	1	6
9	4	2	5	7	1	6	3	8
5	9	7	1	3	6	2	8	4
8	3	1	4	6	9	5	2	7
4	8	6	9	2	5	1	7	3
1	5	3	6	8	2	7	4	9
6	1	8	2	4	7	3	9	5
2	6	4	7	9	3	8	5	1

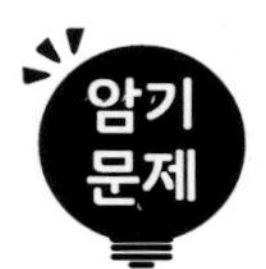

제시된 단어를 3분간 외운 다음 종이로 가리고 밑의 기록란에 순서와 관계없이 생각나는 대로 5분 이내에 적기 바랍니다.

진주 대감 배추 가수 들깨 서리 사막 모자 농장 서당
가자미 월계수 은수저 장신구 가로수 핸드볼 대통령
겉보리 너구리 냉동고 무지개 현상금 얼룩말 미나리
독불장군 이심전심 회자정리

기록란

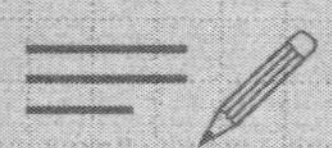

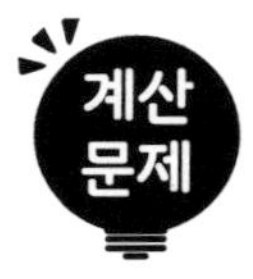

적합한 숫자나 기호(+, -, ×, ÷)를 (　　) 안에 넣으시오.

16(　　)2-5=3	12÷4(　　)8=11	12+12-9=(　　)
18-6-8=(　　)	2×12-15=(　　)	13+4-12=(　　)
16(　　)4+3=7	13+7+14=(　　)	16-4-7=(　　)
11×2-7=(　　)	14-7(　　)3=4	3+16-13=(　　)
12÷6+7=(　　)	9+15-19=(　　)	13(　　)2-12=3
7+13+5=(　　)	13×2-16=(　　)	17-7+15=(　　)
2(　　)9-3=15	16+4-17=(　　)	14-8+14=(　　)
4×3+12=(　　)	11(　　)2-8=14	11+12+4=(　　)
6+6(　　)9=3	18÷6+16=(　　)	12-4(　　)8=16
8-4+13=(　　)	19-8+4=(　　)	14÷2+13=(　　)
3+12+6=(　　)	21÷3+12=(　　)	8+12+14=(　　)
2×9-12=(　　)	3(　　)6-5=13	12(　　)8-3=17
16÷4+4=(　　)	18÷9+18=(　　)	7+13+12=(　　)
4+6+13=(　　)	6+14-16=(　　)	11×2-15=(　　)

8÷2+4×4-12=(　　)	3×7-3×6+13=(　　)
8+5×2-12=12-(　　)	29-4×5+6=5×(　　)
21÷7×5+16=11+(　　)	12×2-8-6=5×(　　)
4÷2×6×2-12=(　　)	32÷8×4-12=12-(　　)
18-12÷4-7=12-(　　)	12+16÷2-14÷2=(　　)
7×2÷2+13=4×(　　)	12×2+12÷3=4×(　　)

월 일

12( )6=9×2	16+( )=14+8	21-3=3( )6
16( )4=3×4	19( )4=5×3	8+11=9+( )
3+3=18( )3	13( )3=18-2	6×2( )6=18
3×5=11+( )	( )×3=15+3	7( )2+8=22
6+9=( )+6	14+( )=12+6	16( )2-7=7
6×2=3+( )	13+8=3( )7	16+( )=12×2
6-2=( )÷3	12-8=( )÷4	2×( )+8=16
4-2=( )÷4	12-9=( )÷7	8×( )-9=15
4×4=12+( )	6×3=12+( )	7+3+( )=17
( )×12=4×6	12+6=3×( )	15-13=( )÷5
7×3=12+( )	( )+6=16+4	12-9=( )÷7
2+2=( )÷4	3( )6=12+6	11×2-8=12+( )
17( )6=11	16-4=6( )6	19-( )=5+11
18( )2=3×3	12+8=13+( )	24( )2-6=6

18÷3+14÷2=7+( )	12÷4×11=23+( )
7+21÷7+3×4=( )	2×4-8÷2+16=( )
12×2+12÷2=5×( )	3×9÷3+11=4×( )
3×3×2-14=13-( )	14÷7×4+16=12+( )
3×2+14÷2=9+( )	20÷5×2=14-( )
12÷4+2×6=8+( )	21÷7×2×4=14+( )

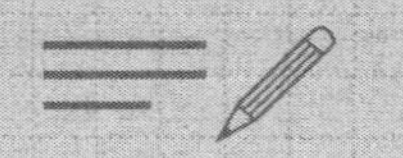

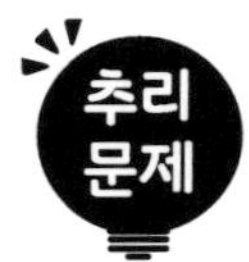

6개 칸은 1부터 6까지, 9개 칸은 1부터 9까지 가로, 세로 중복되지 않게 순서에 상관없이 공란에 기입한다.

4			3		5
6		2			1
	1	5		6	
1					
	3		4		6
2	6			5	

4		5		6	
		1			5
	6			5	2
1				3	
5		6	3		
	5			4	1

			3		4
	4			3	
	6		1		
1		6		2	5
	5	2			1
5			2	6	

6	9		2	8		7		5
9			5		6		4	8
	6	1		5		4	7	
8		6	4		5			7
4	7		9	6		5	8	
	4	8		3	7		5	9
5		3	1			6		4
7	1		3		4		2	
2	5			4	8		6	1

8	4			3	9		2	7
		3	7		6	2		
1	6		3	5		7	4	9
7		5		2	8		1	
	8	1			4	9		2
9			2	4		6	3	
	2	4		1	7		9	5
4		2	6		5	1		
2	7		4	6		8		1

	5		1		6
	3			2	
4			3		2
	4				5
5		6		1	
3			2		1

	2	6			5
1	5		6		2
		5		6	
				3	1
2		4			
	3		4	2	

		3	6		
		5		4	6
5			4		
		4		3	5
6	4			1	
	2	6			1

2		5	3		1		8	6
9	7		1	5		2	6	
	2			9	3		1	8
8		2	9		7	1		3
	4	9		2		8	3	
3	1		4		2		9	7
1		4	2		9	3		
	5			3			4	2
5	3		6		4		2	9

9	7		6		8		4	1
	2		1		3	6		5
2				7		4	6	
8	6		5	4			3	9
	3		2		4	7		
7		1		3	6		2	8
	8		7	6		3	5	
6		9	3		5	8		7
3	1	6		8	2		7	4

해답은 다음 페이지에 있습니다.

해답

◀ 200페이지 해답

4	2	6	3	1	5
6	4	2	5	3	1
3	1	5	2	6	4
1	5	3	6	4	2
5	3	1	4	2	6
2	6	4	1	5	3

4	1	5	2	6	3
6	3	1	4	2	5
3	6	4	1	5	2
1	4	2	5	3	6
5	2	6	3	1	4
2	5	3	6	4	1

6	2	5	3	1	4
2	4	1	5	3	6
4	6	3	1	5	2
1	3	6	4	2	5
3	5	2	6	4	1
5	1	4	2	6	3

6	9	4	2	8	3	7	1	5
9	3	7	5	2	6	1	4	8
3	6	1	8	5	9	4	7	2
8	2	6	4	1	5	9	3	7
4	7	2	9	6	1	5	8	3
1	4	8	6	3	7	2	5	9
5	8	3	1	7	2	6	9	4
7	1	5	3	9	4	8	2	6
2	5	9	7	4	8	3	6	1

8	4	6	1	3	9	5	2	7
5	1	3	7	9	6	2	8	4
1	6	8	3	5	2	7	4	9
7	3	5	9	2	8	4	1	6
3	8	1	5	7	4	9	6	2
9	5	7	2	4	1	6	3	8
6	2	4	8	1	7	3	9	5
4	9	2	6	8	5	1	7	3
2	7	9	4	6	3	8	5	1

201페이지 해답 ▶

2	5	3	1	4	6
6	3	1	5	2	4
4	1	5	3	6	2
1	4	2	6	3	5
5	2	6	4	1	3
3	6	4	2	5	1

4	2	6	3	1	5
1	5	3	6	4	2
3	1	5	2	6	4
6	4	2	5	3	1
2	6	4	1	5	3
5	3	1	4	2	6

1	5	3	6	2	4
3	1	5	2	4	6
5	3	1	4	6	2
2	6	4	1	3	5
6	4	2	5	1	3
4	2	6	3	5	1

2	9	5	3	7	1	4	8	6
9	7	3	1	5	8	2	6	4
4	2	7	5	9	3	6	1	8
8	6	2	9	4	7	1	5	3
6	4	9	7	2	5	8	3	1
3	1	6	4	8	2	5	9	7
1	8	4	2	6	9	3	7	5
7	5	1	8	3	6	9	4	2
5	3	8	6	1	4	7	2	9

9	7	3	6	5	8	2	4	1
4	2	7	1	9	3	6	8	5
2	9	5	8	7	1	4	6	3
8	6	2	5	4	7	1	3	9
5	3	8	2	1	4	7	9	6
7	5	1	4	3	6	9	2	8
1	8	4	7	6	9	3	5	2
6	4	9	3	2	5	8	1	7
3	1	6	9	8	2	5	7	4

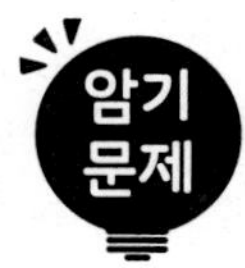

제시된 단어를 3분간 외운 다음 종이로 가리고 밑의 기록란에 순서와 관계없이 생각나는 대로 5분 이내에 적기 바랍니다.

비누 나비 역도 우엉 주택 청년 안경 현금 줄기 오이
관악산 사진관 만물상 은박지 조선소 기러기 앞치마
간호사 양복점 삼국지 애창곡 현미경 도서관 개머루
독수공방 일거양득 청출어람

기록란

☑ 숫자 읽기

아래 숫자를 숫자(예 4-사, 9-구, 3-삼, 6-육과 같이)로 끝까지 소리 내어 읽고 걸린 시간을 기록한다. [분 초]

8 7 5 8 3 9 4 8 3 7 8 6 9 6 9 8 6 9 5 8 4
7 6 9 7 5 3 8 5 7 6 4 8 6 7 9 5 4 6 8 9 3
5 8 3 4 9 6 5 9 7 6 5 3 9 7 6 3 8 7 6 8 7
5 3 4 7 8 9 4 7 9 4 5 7 6 8 7 9 3 7 9 3 4
4 9 6 3 8 7 8 6 7 5 4 7 8 4 5 8 7 6 9 3 8
5 4 8 5 9 6 7 4 8 9 4 7 5 8 6 7 9 4 3 9 8
6 7 4 8 6 7 9 4 8 7 8 6 7 5 3 8 7 6 3 8 7
6 3 8 7 5 4 8 5 9 3 5 9 4 5 6 3 5 7 3 6 3
8 5 3 8 3 6 4 5 4 8 6 7 9 6 8 3 4 8 2 8 5
7 9 3 5 7 6 8 4 7 6 5 3 7 6 6 5 9 4 8 9 4
5 8 3 9 5 8 7 4 8 9 4 6 8 6 5 9 7 8 3 4 8
9 6 2 4 3 7 8 4 5 3 9 6 8 7 3 8 9 8 4 3 8
8 3 9 5 8 4 5 7 4 8 9 6 4 8 3 6 4 5 8 6 5
9 7 4 7 9 6 5 9 5 4 7 9 3 4 3 4 8 6 4 8 5

☑ 색채 읽기

위 숫자를 숫자로 읽지 않고 색채(예 5-빨강, 6-파랑, 4-노랑, 7-빨강, 8-검정, 6-초록, 4-보라와 같이)로 소리 내어 읽는다. [분 초]

☑ 숫자 계산

숫자를 더해서 십 자리는 제하고 한 자릿수만 적는다. 예를 들어 9와 6을 더하면 15이지만 10은 제하고 5만, 6과 8을 더하면 14이지만 4만, 8과 3은 1을, 3과 7은 0을 숫자와 숫자 사이에 적는다(7. **책의 사용 방법 설명 참조**). 끝까지 한 다음 걸린 시간을 기록한다. **[　　분　　초]**

6 4 2 7 4 5 6 7 3 6 5 7 8 4 3 8 5 3 9 4 6 8 3 7
9 6 9 3 7 8 7 6 5 8 7 5 6 8 4 5 8 3 8 6 7 9 5 7
9 6 7 3 6 7 4 9 5 4 6 7 9 4 3 7 4 7 8 3 4 9 6 6
8 3 7 5 7 6 9 3 5 7 6 9 8 3 5 6 8 7 3 8 7 3 9 5
3 4 9 5 7 4 7 8 3 9 8 7 6 8 3 7 6 4 9 5 8 5 6 5
8 4 9 3 5 4 8 3 7 9 4 7 9 4 8 3 8 5 7 9 5 3 8 5
7 9 4 5 4 8 5 9 3 4 7 2 4 6 7 5 8 9 8 5 6 5 8 6
8 3 7 5 4 9 3 5 4 5 8 6 9 3 5 6 4 7 2 4 6 5 4 5
8 3 7 8 9 5 6 5 6 4 7 8 5 4 8 6 4 5 3 8 7 8 3 8
5 8 9 7 6 3 4 8 9 7 6 8 5 7 8 9 8 3 7 8 7 6 5 9
6 4 6 9 3 4 7 9 3 4 6 7 4 6 3 8 7 4 6 3 5 8 6 3
7 5 9 8 6 5 7 9 5 6 4 9 8 7 6 5 9 6 8 3 7 8 9 4
6 9 3 4 3 7 5 8 6 5 4 9 6 3 7 5 6 9 7 6 4 8 6 7
5 7 9 8 3 8 6 5 3 7 4 8 3 7 5 6 5 9 3 6 5 7 8 5
3 8 4 9 7 5 4 9 3 7 2 8 4 7 4 5 3 8 5 7 9 5 4 6
8 8 5 9 6 3 9 5 7 3 5 8 9 4 8 3 7 8 6 9 6 9 8 6
9 5 8 4 7 6 9 7 5 3 8 5 7 6 4 8 6 7 9 5 4 6 8 9
3 5 8 3 4 9 6 5 9 7 6 5 3 9 7 6 3 8 7 6 8 7 5

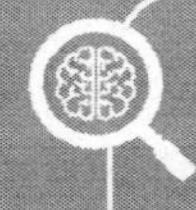

기능 검사 종합 그래프 작성 요령

뒤 페이지 그래프의 숫자 읽기란, 색채 읽기란, 숫자 계산란에 1회에서 6회까지 각각 걸린 시간을 점으로 찍는다. 그리고 1회에서 6회까지 선으로 연결하면 전체적인 변화를 그래프로 볼 수 있다.

한 권 내에서는 약간의 기복이 있지만, 1, 2, 3, 4권의 종합 그래프를 비교해 보면 현저한 변화를 알 수 있다. 변화된 상태를 계속 유지하기 위해서는 뇌 자극을 멈추어선 안 된다(1, 2, 3권을 다시 하는 것도 뇌 자극을 계속하는 방법이 될 것이다). 만약 변화가 없다면 두 가지 해석이 가능하다. 하나는 뇌 기능의 상태가 처음부터 우수해서일 수도 있다. 다른 하나는 뇌의 상태가 매우 악화된 상태로 볼 수도 있다. 이런 경우는 방치할수록 상태가 급격하게 나빠질 수 있으므로 반드시 뇌 자극을 계속해 나가야 한다.

MEMO

☑ 기능 검사(speed check) 종합 그래프

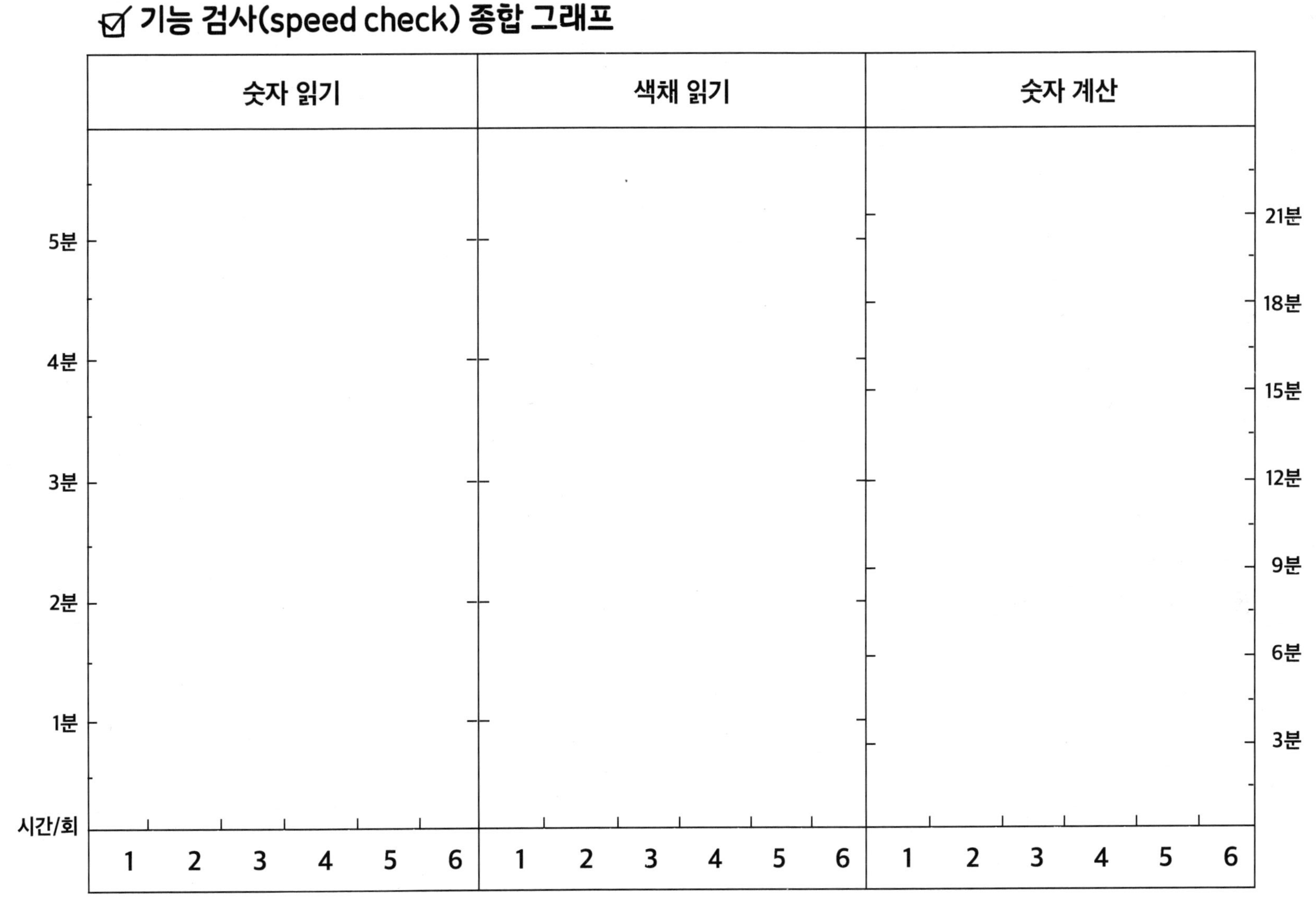

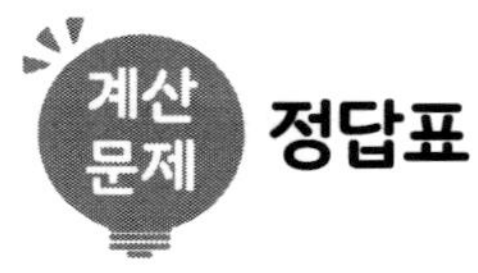

정답표

1일(회) 월 일

16페이지 해답 ▼

6+12+6=(24)	12×2-11=(13)	7+12+16=(35)
12(÷)4+4=7	2(×)12-16=8	16÷2+12=(20)
9÷3+12=(15)	2×13+14=(40)	12÷4+17=(20)
12×4-18=(30)	6+12-13=(5)	11×3-13=(20)
13×2+4=(30)	19-4-12=(3)	9+12-16=(5)
15×2+7=(37)	18(÷)3-4=2	7+18(-)19=6
13+4(-)8=9	5×6-14=(16)	6+12-16=(2)
2×12+5=(29)	16(÷)2+17=25	9+12-14=(7)
16÷2(+)6=14	9+6+18=(33)	13×2-16=(10)
16÷4+9=(13)	18÷2+11=(20)	13+12-7=(18)
16+5-2=(19)	27-12+8=(23)	18-9+17=(26)
7×3+16=(37)	14(×)2-14=14	12+11+3=(26)
9+12-8=(13)	21(÷)3+13=20	21-15+7=(13)
8(×)2-14=2	21-8+11=(24)	12×3+12=(48)
8+3×4-16=(4)	32-4×4+8=(24)	
8÷4+4×3-12=(2)	3×6-3×4+6=(12)	
20-12÷4-7=(10)	7+16÷2-4=(11)	
28÷7+5+12=(21)	12×2-8-7=(9)	
7×3÷3+21=(28)	11×3+18÷3=(39)	
11×2×2-24=(24)	45÷5×2-12=(6)	

17페이지 해답 ▼

(16)÷2=2×4	12-9=(12)÷4	3×3+14=12+(11)
3×3=(27)÷3	6÷2=(18)÷6	18-14=(10)÷5+2
12-6=(18)÷3	(12)÷4=12-9	14-2=15÷3+(7)
(24)÷4=12÷2	(24)÷6=12÷3	27÷3=(18)÷6+6
12+(7)=14+5	16+9=14(+)11	18÷3+(7)=17-4
(16)÷4=2+2	13+6=(21)-2	6×(3)+5=16+7
(9)+15=4×6	18-(5)=6+7	12+9=17+7-(3)
17+(7)=6×4	12+(9)=25-4	22-3=8(×)2+3
(12)÷3=11-7	19(-)4=8+7	6+14=9(+)11
12+6=(14)+4	12(+)5=5+12	14+(2)=19-3
12-7=(15)÷3	7(×)3=15+6	(13)+4=12+5
8×3=16+(8)	18(÷)2=15-6	7×4=14+(14)
6÷2=(15)÷5	(15)-4=15-4	16+(8)=3×8
3×9=16+(11)	25-5=5+(15)	13+(9)=6+16
3×4+21=19+(14)	6×3-12=24-(18)	
4×3×2+14=14+(24)	18÷3×2+16=(28)	
42÷6+2×3=(13)	21÷3+2×12=18+(13)	
21÷3+5=7+(5)	16÷4+13=26-(9)	
12×3+12÷3=(40)	36÷4×3+11=(38)	
6+21÷3+2×2=(17)	3×6-18÷3+6=(18)	

2일(회) 월 일

22페이지 해답 ▼

3×4+15=(27)	18+6-18=(6)	12+12-8=(16)
8+16-5=(19)	27(÷)9+12=15	36÷12+5=(8)
14×2+4=(32)	18÷2+16=(25)	8(+)16-21=3
14(-)9+3=8	3(×)6-15=3	4+17-16=(5)
8+5+12=(25)	7+12-15=(4)	12×4-12=(36)
4×12-18=(30)	12+6-14=(4)	8(+)16-16=8
32÷8×3= (12)	9+12+18=(39)	13×2-16=(10)
18÷6+8=(11)	18(÷)6+11=14	12+14-7=(19)
12(÷)4+3=6	2(×)12-18=6	18÷3+14=(20)
12÷3+5=(9)	14+14-12=(16)	13(×)2-21=5
4(×)5-12=8	12×3-16=(20)	12+9-14=(7)
9-8+12=(13)	11(-)9+17=19	16(÷)2+12=20
16+4+6=(26)	24÷4+12=(18)	9+13(-)14=8
4×6-18=(6)	13+14+13=(40)	16-6+13=(23)

8+3×9-17=(18)	32-4×6+8=(16)
2×8×2-24=(8)	24÷6×4-12=(4)
24-12÷4-7=(14)	12+16÷2-4=(16)
21÷7+5+12=(20)	11×4-8-7=(29)
6×3÷3+12=(18)	12×3+18÷3=(42)
8÷4+4×6-14=(12)	13×2-3×6+6=(14)

23페이지 해답 ▼

8×3=31(-)7	16+(20)=3×12	17-7+(7)=21-4
4×5=(6)+14	7×(3)=14+7	2(×)6+8=14+6
15+7=18+(4)	21(-)8=6+7	17-4=2×4+(5)
4×4=11+(5)	18-6=36(÷)3	5×(3)+7=6+16
11-8=(9)÷3	15×2=16+(14)	4(×)7-12=2×8
24(-)8=12+4	3×8=(9)+15	16-11=(12)÷6+3
12-8=(12)÷3	16(-)4=24÷2	17-6=(9)÷3+8
15-14=(4)÷4	18+(6)=12×2	4×4-12=(8)÷2
(24)÷4=4+2	8×(2)=32÷2	4×(3)+12=4×6
3×(6)=13+5	21-6=(8)+7	4×2+(8)=18-2
21(-)6=8+7	18-6=(7)+5	16+(7)=4×5+3
8×(3)=15+9	12+(13)=18+7	18-8=(2)×3+4
12+(9)=3×7	21(-)3=6×3	4+11=13+(2)
24-(16)=14-6	3×(7)=13+8	18÷3+12=9+(9)

2×3×4+16=16+(24)	12÷3×4+16=(32)
3×6+11=19+(10)	4×12-12=44-(8)
5+18÷3+2×3=(17)	11×3-18÷6+6=(36)
24÷3+12=7+(13)	28÷4+16=32-(9)
12×3+21÷3=(43)	36÷4×3+13=(40)
32÷4+12×2=(32)	18÷3+2×14=18+(16)

3일(회) 월 일

28페이지 해답 ▼

8÷4+13=(15)	9+21-14=(16)	12×2-14=(10)
12+4+9=(25)	24÷4+13=(19)	13+12-6=(19)
6+5+13=(24)	4×11-14=(30)	18÷3+14=(20)
12÷2+7=(13)	9+18(-)18=9	13(×)2-18=8
12(÷)3+3=7	4+23-17=(10)	12×2-14=(10)
6+12+2=(20)	14(÷)2+2=9	21(÷)7+9=12
16+3+8=(27)	6×3-13=(5)	4+16-13=(7)
4(×)4-12=4	9+11(-)12=8	13×2-17=(9)
3×11-7=(26)	12+3+12=(27)	7+13-12=(8)
9-2+12=(19)	13-8+14=(19)	22÷2+13=(24)
4(+)13-8=9	24÷8+12=(15)	7+12(-)12=7
8×4-25=(7)	3+16+14=(33)	12-6+13=(19)
15(÷)5+6=9	3×11-13=(20)	18(-)2-12=4
18(-)12-3=3	14(+)7-12=9	11+6+12=(29)
3×2×11-36=(30)	36÷9×11-14=(30)	
8+4×6-22=(10)	26-4×4+8=(18)	
28-16÷4-17=(7)	17+12÷4-4=(16)	
14÷7+6+16=(24)	12×2-8-7=(9)	
12÷2+4×3-12=(6)	4×6-3×5+6=(15)	
11×3÷3+24=(35)	12×3+16÷4=(40)	

29페이지 해답 ▼

16+(2)=3×6	7(×)3=14+7	8+14=2×3+(16)
12-9=9(÷)3	23(-)4=7+12	18÷6+(12)=17-2
12÷4=(18)÷6	(16)-5=14-3	21-(11)+6=18-2
12-9=(15)÷5	8+8=18-(2)	12÷2+(14)=14+6
8+6=12+(2)	7×(3)=17+4	3×4+(18)=21+9
7(×)3=15+6	18-7=4+(7)	(6)÷3+16=12+6
15-9=18(÷)3	24(÷)4=14-8	5×4+3=13+(10)
4×7=(16)+12	3×(8)=18+6	16+6=3×4+(10)
4(×)9=12×3	(3)×4=16-4	25+6=5×(5)+6
24-(6)=3×6	17+3=5(×)4	12+(6)+7=18+7
(5)+6=18-7	30+6=6×(6)	21+(9)+9=13×3
5+(2)=12-5	9+12=(15)+6	(12)÷3+8=18-6
3(×)5=11+4	14+(10)=16+8	11+9=4×(6)-4
(10)+17=3×9	25-(10)=7+8	24-5=8+(8)+3
21÷3+6=7+(6)	24÷6+18=32-(10)	
6×2×2+14=14+(24)	33÷3×3-13=(20)	
20÷5+2×6=(16)	24÷3+3×10=18+(20)	
3×6+12=19+(11)	14×2-12-12=24-(20)	
12×3+21÷3=(43)	32÷8×3+11=(23)	
12+24÷3+2×4=(28)	12×4-18÷3-24=(18)	

4일(회) 월 일

34페이지 해답 ▼

2×12-7=(17)	13+7+10=(30)	9+12(-)13=8
7+13+4=(24)	13×2+14=(40)	19-6+13=(26)
8+12-6=(14)	17+8-15=(10)	16+2+12=(30)
27(÷)9+2=5	18(÷)3+3=9	12×3-14=(22)
18÷9×2=(4)	7+12-14=(5)	13(×)2-16=10
12×3+6=(42)	16÷2+12=(20)	16+12-7=(21)
24÷4+4=(10)	9+11-14=(6)	12×4-28=(20)
4(×)6-17=7	13+9-12=(10)	16+14+4=(34)
8+16-4=(20)	18÷3(+)12=18	12+18+5=(35)
3(×)8-18=6	3+11+19=(33)	24(÷)2-10=2
14+6+4=(24)	14+6+12=(32)	18-13+2=(7)
13×3-9=(30)	9-8(+)12=13	9+16-15=(10)
18÷6+7=(10)	18(÷)2-2=7	8+13-12=(9)
3×4+12=(24)	4+13-12=(5)	16-12+6=(10)

28-12÷4-8=(17)	16+16÷4-10=(10)
4×3÷3+20=(24)	14×2+16÷4=(32)
8÷2+4×6-12=(16)	3×6-2×6+6=(12)
27÷3+5+16=(30)	12×3-12-14=(10)
8+5×4-19=(9)	23-4×5+12=(15)
4×2×3-20=(4)	12÷2×11-36=(30)

35페이지 해답 ▼

19+6=17+(8)	16(÷)2=17-9	4×4+(5)=24-3
7+12=23(-)4	18-(13)=8-3	26-(10)=12+8-4
12+12=3(×)8	12+(10)=16+6	26-4=14+(5)+3
18+12=5×(6)	3×6=(6)+12	15÷3+(12)=21-4
10+(14)=3×8	7×(4)=19+9	4+(17)+6=19+8
4×7=18+(10)	19-4=5+(10)	4×4+(12)=21+7
(15)÷5=12-9	13-8=4+(1)	(27)÷9+4=14-7
9×3=17+(10)	20(+)4=4×6	2×4+9=12+(5)
4×6=(20)+4	(21)÷7=14-11	6×3-7=21-(10)
(24)÷4=2×3	(7)+13=4×5	4×(6)+4=14×2
6×(4)=2×12	2×13=16+(10)	13+(6)=4×3+7
18(-)7=16-5	21(-)9=3+9	9+(15)-4=17+3
(22)-5=5+12	18(+)6=6×4	8-6+19=7+(14)
(11)+12=17+6	15+(4)=16+3	3×8-4=14+(6)

12×3+27÷3=(45)	12÷2×3+11=(29)
3×6+22=19+(21)	4×11-14=34-(4)
21÷7+9=8+(4)	24÷6+16=32-(12)
3×4×2+14=14+(24)	28÷7×4+16=(32)
4+18÷3+2×11=(32)	3×11-8÷4-11=(20)
28÷7+12×3=(40)	16÷4+2×13=16+(14)

5일(회) 월 일

40페이지 해답 ▼

27÷3+2=(11)	9+16-18=(7)	12×2+13=(37)
18-4-3=(11)	3×12-16=(20)	17-2-12=(3)
16+6+7=(29)	15-8+12=(19)	14-12+8=(10)
14×2+4=(32)	19-4+11=(26)	9+11-15=(5)
16÷4+3=(7)	6+12-15=(3)	13×3-19=(20)
9+12+2=(23)	13×3-19=(20)	21-3-13=(5)
5(+)12-8=9	17(+)3-14=6	16(-)12+5=9
16(÷)4+2=6	17-12+4=(9)	18(+)2-12=8
3×3+12=(21)	17+4-12=(9)	13+11+3=(27)
8+13-8=(13)	18÷3+14=(20)	12(×)2-20=4
9-3+12=(18)	19-5+11=(25)	18÷2+11=(20)
9+11+6=(26)	24÷4+12=(18)	8(+)13-12=9
4×6-16=(8)	13+12+3=(28)	16-7+16=(25)
3(×)7-15=6	8+12-13=(7)	12×4-28=(20)

8+4×4-16=(8)	24-4×3+6=(18)
8÷4+4×6-12=(14)	4×8-3×8+6=(14)
24-12÷3-7=(13)	17+18÷3-14=(9)
32÷4+5+14=(27)	12×4-18-7=(23)
8×4÷2+14=(30)	12×2+21÷3=(31)
4×3×3-26=(10)	45÷5×3-12=(15)

41페이지 해답 ▼

7+13=4×(5)	16+(11)=9+18	7+14-(12)=17-8
7×3=12+(9)	9×(3)=19+8	3×5+(8)=15+8
9+4=18-(5)	8×(4)=26+6	9×2-4=12+(2)
5×5=(9)+16	15(-)6=17-8	3×(7)+3=4×6
9+8=15+(2)	20+7=3(×)9	12+3+(10)=9+16
3×5=12+(3)	3×12=(10)+26	24-8-(4)=19-7
7+5=19-(7)	13+9=(9)+13	(4)+6=15-8+3
(14)÷2=16-9	16-12=(16)÷4	24÷4-3=(9)÷3
11-6=(25)÷5	15÷3=(25)÷5	(10)÷2+6=18-7
(24)÷4=2×3	6(×)3=16+2	12+6=21-9+(6)
14+(10)=4×6	14×2=(20)+8	16-(7)+5=8+6
(10)+18=4×7	16-5=(5)+6	18+(9)=12×2+3
(18)÷9=17-15	11+(14)=12+13	18+6=6+6+(12)
(16)+8=12×2	28-(10)=16+2	22-8+9=(9)+14

3×7+21=19+(23)	6×2-2+10=24-(4)
3×7×2+14=14+(42)	15÷3×3+15=(30)
21÷3+9=7+(9)	16÷4+13×2=32-(2)
48÷4+2×3=(18)	21÷7+3×10=23+(10)
12×2+12÷3=(28)	36÷4×2+12=(30)
7+21÷3+2×4=(22)	6×4-18÷3-6=(12)

6일(회) 월 일

46페이지 해답 ▼

12×3+4=(40)	21(÷)7+4=7	4+16-14=(6)
12÷3+6=(10)	12÷4+13=(16)	6+13+12=(31)
6×2+16=(28)	9+14-18=(5)	12×2-16=(8)
3(×)7-16=5	2×16-15=(17)	24÷6+15=(19)
12+6-7=(11)	3×6-12=(6)	7(+)16-16=7
7(×)3-13=8	2×12-16=(8)	12×2-14=(10)
5(+)11-8=8	12÷4+12=(15)	12(×)2-15=9
9-2+14=(21)	19-7+13=(25)	14÷2+13=(20)
5+12-4=(13)	14÷2+14=(21)	7(+)12-11=8
8×3-14=(10)	8+12(-)13=7	18-9+12=(21)
22-6-7=(9)	3×11+16=(49)	18(÷)9+6=8
14(÷)7+4=6	15+2-15=(2)	19-12+4=(11)
12×2-6=(18)	21-5-12=(4)	7+12-13=(6)
3+12+2=(17)	13×2-13=(13)	14-7+12=(19)
8+5×4-19=(9)	36-4×4-8=(12)	
4×3×3-24=(12)	54÷9×3-12=(6)	
18-12÷3-7=(7)	14+18÷3-14=(6)	
24÷4+6+16=(28)	12×3-8-16=(12)	
7×2÷2+22=(29)	11×4+18÷3=(50)	
4÷2+4×4-12=(6)	6×4-3×6+6=(12)	

47페이지 해답 ▼

16+(5)=15+6	3×(7)=14+7	2×12=3×6+(6)
12+5=(20)-3	(11)+4=18-3	6+(5)+6=19-2
6×2=19-(7)	17-(10)=14-7	2×8+(8)=16+8
9+13=(16)+6	(20)-5=12+3	17-6=23-4-(8)
11+7=6(×)3	14+(6)=5+15	5(+)6+4=19-4
16÷2=15-(7)	15+8=(5)+18	(5)+16=6×3+3
19-(5)=18-4	18-2=(8)+8	2×9+(7)=18+7
6+(6)=14-2	8+17=(31)-6	9+9-(6)=18-6
7+(5)=16-4	16-6=(4)+6	2×6+(6)=6+12
19(-)4=13+2	14-(5)=6+3	12+8=8+3+(9)
(12)+7=4+15	19+(4)=14+9	16-7=9+8-(8)
3×(8)=16+8	2×12=(10)+14	16+7=17+(9)-3
32(÷)2=12+4	13×2=21+(5)	24÷8+(7)=13-3
14+(9)=19+4	17+4=(14)+7	(3)+3=22-4-12
4×2×3+16=26+(14)	16÷2×4+16=(48)	
4×6+13=24+(13)	2×21-32=24-(14)	
8+24÷8+2×6=(23)	6×4-18÷2-5=(10)	
21÷7+9+6=7+(11)	24÷3+12+6=32-(6)	
16×2+12÷3=(36)	36÷4×2+12=(30)	
24÷6+12×3=(40)	21÷7+2×13=19+(10)	

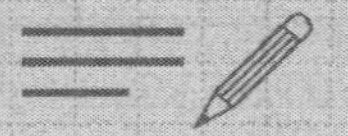

7일(회) 월 일

54페이지 해답 ▼

7(×)2-8=6	14÷2+12=(19)	9+11+14=(34)
15-4+2=(13)	2×14-14=(14)	18(÷)6+4=7
12×3+4=(40)	11(×)2-16=6	7+18-15=(10)
14×2+2=(30)	18÷6+13=(16)	3+15+11=(29)
18(÷)3+3=9	3×8-14=(10)	2+18-16=(4)
8(-)6+12=14	9(+)13-14=8	12×3-16=(20)
3×12-6=(30)	13+7-12=(8)	8+14-12=(10)
32÷4+8=(16)	4+16+13=(33)	11×3-13=(20)
18(÷)6+5=8	18÷6+17=(20)	11+12-7=(16)
9+14-2=(21)	12×3-16=(20)	12-8+14=(18)
4×2+12=(20)	13(+)4-11=6	13-11+6=(8)
2+12-6=(8)	28÷7+16=(20)	14+13+4=(31)
3+17+7=(27)	21÷3+12=(19)	3+17+13=(33)
4×3+16=(28)	4+16-12=(8)	12-7+11=(16)

3×6×2-26=(10)	45÷5×3-17=(10)
18+3×9-27=(18)	29-4×7+18=(19)
28-12÷3-17=(7)	13+16÷2-11=(10)
12÷6+5+13=(20)	13×3-9-12=(18)
8÷4+4×4-12=(6)	3×6-3×5+12=(15)
2×6÷3+16=(20)	12×2+18÷3=(30)

55페이지 해답 ▼

9+14=(16)+7	3(×)7=11+10	5(×)3-7=16-8
12-9=(12)÷4	26-(10)=10+6	(12)÷4+7=17-7
13-8=(30)÷6	15(-)9=18-12	4×9=15×(2)+6
24÷3=15-(7)	16(+)6=9+13	24-(10)=3×6-4
4×4=(2)+14	18-12=(12)÷3	(24)÷8+4=21-14
14+6=(24)-4	24÷3=15-(7)	16÷4+(9)=18-5
14+4=3(×)6	11-8=(15)÷5	6+8+(7)=24-3
16÷4=(32)÷8	24÷4=16-(10)	24÷4+6=15-(3)
14-9=(20)÷4	24÷3=2×(4)	13+8=8×2(+)5
(21)÷7=18÷6	(12)÷3=16-12	16+4=6+(10)+4
(15)+6=5+16	17-4=(7)+6	24-6-(7)=5+6
13+(4)=9+8	19+6=5×(5)	2×6+(10)=28-6
14+(10)=4×6	8×3=16+(8)	3×(7)+5=9+17
3(×)8=20+4	9×(3)=22+5	19-8=18÷6+(8)

12×2+18÷3=(30)	16÷2×4-12=(20)
3×6+12-3=17+(10)	3×22-13×2=54-(14)
4×7÷2+14=14+(14)	36÷3×2+16=(40)
48÷2-6×3=(6)	27÷3+2×12=24+(9)
24÷3+12=8+(12)	16÷4+13-12=12-(7)
16+21÷7+2×3=(25)	6×2-18÷3+6=(12)

8일(회) 월 일

60페이지 해답 ▼

6+12+4=(22)	16×2-22=(10)	12-9+12=(15)
14+6-6=(14)	7(+)12-11=8	14-9+14=(19)
8+12+6=(26)	12×3-16=(20)	12-8+11=(15)
5(×)4-12=8	12+8-12=(8)	16+2+11=(29)
16+6-4=(18)	16-12+6=(10)	18-8+12=(22)
21(÷)3+2=9	18+12-3=(27)	13-11+4=(6)
8+12-4=(16)	24÷3+13=(21)	21-15+3=(9)
3(×)6-12=6	19-6+16=(29)	24(÷)3-2=6
24÷6+8=(12)	8+15-14=(9)	12×2+16=(40)
8(×)2-9=7	13×3-19=(20)	19-9+12=(22)
6+14-8=(12)	13+6-14=(5)	14+2+13=(29)
16+4-7=(13)	21-11+7=(17)	18(×)2-23=13
5(×)3-6=9	16÷2+12=(20)	12+18-8=(22)
9+6-12=(3)	18÷2+13=(22)	16(+)6-14=8

24÷3+12÷4-7=(4)	17+12÷4-15=(5)
6×4÷6+26=(30)	11×4+18÷3=(50)
12÷2+4×3-12=(6)	6×6-5×5+9=(20)
20÷5+14+16=(34)	12×4-18-17=(13)
8+4×9-26=(18)	26-4×4+12=(22)
14×2×2-36=(20)	42÷7×4-12=(12)

61페이지 해답 ▼

5×(4)=13+7	15+(10)=9+16	7+8=21-9+(3)
12(+)5=9+8	6(×)3=7+11	30-7-4=9+(10)
17+9=13(×)2	(9)×2=6+12	6×(3)+8=19+7
16+4=5×(4)	17-(12)=11-6	2×7+(10)=12×2
16÷4+3=8-(1)	24-(7)=14+3	7+18=4+5+(16)
18÷3=(14)-8	(5)+16=12+9	5×3(-)3=19-7
16+14=6(×)5	21-4=11+(6)	28-(7)=2×8+5
25-4=7×(3)	8+12=(14)+6	3×3+(12)=3+18
16-3=7+(6)	12+18=15+(15)	7×4+(7)=27+8
9+6=18-(3)	16-(8)=24÷3	24÷8+5=18-(10)
(24)÷3=16-8	(20)÷5=12-8	11+8=(7)+4+8
19+(6)=9+16	5+12=13+(4)	13+(3)=2×4+8
24-(12)=5+7	6+16=(10)+12	28-(10)=4×3+6
23(-)7=2×8	19-7=(6)+6	4×(3)+12=18+6

12×4-27÷3-28=(11)	32÷8×3+18=(30)
3×6+12-10=15+(5)	3×11-12-11=24-(14)
21÷7+19-12=7+(3)	24÷6+18÷2=23-(10)
3×2×2+18=12+(18)	36÷2×2-16=(8)
13+21÷3-3×4=(8)	4×3-18÷3+12=(18)
42÷6+12×2=(31)	25÷5+2×11=17+(10)

9일(회) 월 일

66페이지 해답 ▼

21(÷)3+2=9	4(×)7-16=12	19-3-11=(5)
13+2-5=(10)	15+3-13=(5)	16-11+8=(13)
13×2-8=(18)	29-8-14=(7)	8(+)14-14=8
11×3-8=(25)	7(+)14-13=8	12×3-14=(22)
3×13-9=(30)	13+7+12=(32)	3(×)12-18=18
21÷3+7= (14)	3+17+14=(34)	12×3-16=(20)
8+9-12=(5)	2×12-12=(12)	15÷3+15=(20)
3×2+16=(22)	17+3-13=(7)	14(-)3-5=6
7(+)7-11=3	12÷6+15=(17)	11+12-8=(15)
9(+)3-5=7	19-9+12=(22)	16÷4(+)14=18
6+14+3=(23)	12÷4+17=(20)	8(+)16-16=8
4×5-12=(8)	26-7-13=(6)	7+13-14=(6)
13(+)4-8=9	18(÷)2-4=5	16-10+4=(10)
3×6-14=(4)	28-8-13=(7)	9+11-14=(6)
21-12÷3-7=(10)	12+18÷2-14=(7)	
8÷2+3×5-13=(6)	12×2-3×6+6=(12)	
8+2×7-14=(8)	32-4×7+4=(8)	
36÷4+3+18=(30)	12×4-18-12=(18)	
6×3÷2+11=(20)	13×3-18÷3-4=(29)	
3×7×2-22=(20)	24÷2×3-16=(20)	

67페이지 해답 ▼

9+9=6×(3)	24-8=(4)×4	(8)÷4+4=12-6
(16)÷4=8-4	18+6=12(×)2	12÷2+(9)=12+3
18÷6=(12)÷4	14+(10)=3×8	18÷(3)+7=6+7
4×2=(24)÷3	(40)+8=12×4	22-9=(8)÷2+9
7-4=(21)÷7	36(÷)2=15+3	24÷(8)+5=4+4
5(×)3=7+8	6+12=15+(3)	12+3=24-5-(4)
(23)-6=8+9	13+2=21-(6)	18-9+(6)=7+8
6+(9)=8+7	12+8=14+(6)	7+(11)+2=9+11
8(+)8=9+7	23-(8)=6+9	18+7=9×2+(7)
2(×)7=7+7	17-(4)=6+7	14+5=9+5+(5)
9÷3=(15)-12	(10)+14=3×8	18-6-(6)=12-6
4×6=15+(9)	10+(6)=18-2	12+(6)+8=22+4
3×7=(15)+6	17(+)9=12+14	7+6=23-13(+)3
9+6=(18)-3	21-(4)=12+5	6(+)3+3=21-9
3×12-2×11=10+(4)	2×25-12×4=14-(12)	
4×6×2-18=14+(16)	24÷3×4-12=(20)	
21÷3+9÷3=7+(3)	24÷6+16=36-(16)	
48÷2-2×10=(4)	24÷4×2×3=26+(10)	
12×3+12÷3=(40)	36÷4×2+12=(30)	
13+21÷3+12×2=(44)	5×11-8×4-8=(15)	

10일(회) 월 일

72페이지 해답 ▼

3×6-12=(6)	12+8-13=(7)	18(÷)2-3=6
7+16-6=(17)	28÷7+16=(20)	14+12+6=(32)
8-6+12=(14)	17-6+12=(23)	22÷2+11=(22)
7×3-11=(10)	3+12+13=(28)	12(-)5+9=16
12×3-6=(30)	4(+)12-12=4	12×2-14=(10)
12+7-9=(10)	12(×)2-16=8	13+15-8=(20)
4+4+14=(22)	21÷3+12=(19)	12×2-14=(10)
13×2-6=(30)	19-5-11=(3)	7+13-10=(10)
22÷2+9=(20)	5+21-16=(10)	12×3-16=(20)
5+14-4=(15)	17+6-13=(10)	16(÷)8+9=11
17+3-7=(13)	25-18+3=(10)	18-4+16=(30)
3×7-16=(5)	24+6-14=(16)	17+12-7=(22)
18(÷)3+3=9	6×2+12=(24)	7+14-16=(5)
2+8+12=(22)	9+13-12=(10)	14×2-16=(12)

8+5×4-19=(9)	25-5×3+5=(15)
3×11×2-36=(30)	36÷6×3-12=(6)
24-12÷3-16=(4)	14+16÷4-14=(4)
28÷4+13-12=(8)	12×2-12-6=(6)
6×3÷3+14=(20)	12×3-24÷2=(24)
8÷4+4×2+12=(22)	3×6-3×4+4=(10)

73페이지 해답 ▼

23-5=3(×)6	4×7=19+(9)	18(-)8+7=19-2
7×4=14+(14)	14+(7)=27-6	12+(16)=14+14
6×(4)=3×8	4+17=7×(3)	9+17=6+(8)+12
6+6=21-(9)	5×7=(20)+15	2×(4)+8=21-5
(12)÷3=20÷5	19+8=(3)×9	(12)÷6+6=17-9
11-8=(9)÷3	24÷(8)=9-6	5×2+6=10+(6)
6×4=12+(12)	(12)÷3=2×2	12+2=(24)÷4+8
(10)+11=7×3	(20)÷4=12-7	14-3=(24)÷6+7
24-(4)=16+4	7+7=19-(5)	6×2+(7)=12+7
3×(7)=18+3	9+3=21-(9)	28-(10)=5×3+3
4(×)7=14×2	17-3=(18)-4	(12)÷3+8=18-6
2×(9)=14+4	14+8=(13)+9	8-(3)+6=15-4
16+(5)=6+15	(11)+14=18+7	17-5=3×2(×)2
14+(3)=13+4	24-(6)=6×3	21-5=7(+)4+5

2×11×2-14=14+(16)	12÷3×4+14=(30)
4×7-12-8=19-(11)	2×21-32=14-(4)
18+18÷9+2×4=(28)	5×2-18÷6+3=(10)
21÷3+9÷3=7+(3)	24÷6+12÷4=12-(5)
12×3-42÷2=(15)	36÷9×5-11=(9)
16÷2+11×2=(30)	18÷3+2×12=13+(17)

11일(회)　　월　　일

78페이지 해답 ▼

8+17-9=(16)	28÷4+12=(19)	14+16+8=(38)
9-7+14=(16)	27-7-11=(9)	28÷2+17=(31)
4+17-7=(14)	24(÷)4+13=19	6+14+23=(43)
8+9(-)11=6	13-6+12=(19)	23+7-15=(15)
16+6+9=(31)	14+7+16=(37)	26-13(+)8=21
13×2+9=(35)	19+5-15=(9)	8+14-12=(10)
16+7+4=(27)	13(×)2-12=14	7(+)16-14=9
3(×)7-14=7	6+18-11=(13)	13×3-12=(27)
15+6+12=(33)	6+17-12=(11)	2×8+13=(29)
28÷4+6= (13)	8(+)17-12=13	12×3+17=(53)
17+4+7=(28)	18÷2+14=(23)	13+12-4=(21)
7(+)9-12=4	3×12(-)12=24	18(÷)6+11=14
24(÷)8+6=9	7+15-16=(6)	12(×)4-16=32
7+17+6=(30)	14×3-13=(29)	19-6+13=(26)

8÷2+4×5-12=(12)	3×7-3×5+6=(12)
8+5×9-19=(34)	29-4×3+8=(25)
27÷3+5+16=(30)	12×6-8-7=(57)
4×6×2-24=(24)	45÷9×4-12=(8)
28-12÷4-7=(18)	7+16÷4-4=(7)
7×3÷3+24=(31)	12×3+12÷3=(40)

79페이지 해답 ▼

3×8=18(+)6	16-8=(24)÷3	3(×)9+8=26+9
13+5=6(×)3	6×5=(11)+19	8(+)9-3=19-5
12-4=(16)÷2	36(÷)4=18-9	12+16-4=6×(4)
13-8=(45)÷9	27(+)9=9×4	22+8=3×(9)+3
13-6=(28)÷4	7(×)4=22+6	12×(3)+12=6×8
3+4=12(-)5	24-4=(14)+6	(19)-9=14-4
12÷3=(32)÷8	21-3=(14)+4	(20)÷4=4÷2+3
11-9=(18)÷9	9+12=(28)-7	3×6+(3)=13+8
(14)+4=12+6	19-8=5+(6)	24÷6+2=(24)÷4
(24)÷6=11-7	4×(9)=18×2	18÷3+2=(24)÷3
4(+)11=9+6	21(-)9=5+7	7+4+5=9(+)7
11+9=(4)×5	(13)+9=8+14	8+(4)=9-2+5
15+9=(19)+5	(13)-4=15-6	5+(11)=12+4
3×6=11+(7)	16-5=(7)+4	2×7(+)6=4+16

8+21÷3+3×4=(27)	6×5-8÷4+6=(34)
21÷3+11=7+(11)	28÷4+13=32-(12)
12×2+27÷3=(33)	36÷4×2+12=(30)
14+21+4=19+(20)	4×23-12=84-(4)
3×6×2+14=14+(36)	36÷3×2+16=(40)
52÷4+2×8=(29)	24÷4+3×10=13+(23)

12일(회) 월 일

84페이지 해답 ▼

11+7-9=(9)	2×11-12=(10)	37-8-12=(17)
15-6+4=(13)	16+4+18=(38)	23-15+7=(15)
12÷4(+)6=9	28-3-14=(11)	9+11-15=(5)
18÷3+6=(12)	28÷7+15=(19)	7+19-15=(11)
18+7-6=(19)	5×6+14=(44)	9+14-12=(11)
4(×)6-15=9	9(+)13-18=4	13×2-13=(13)
21÷3+7=(14)	8+17-16=(9)	13×3-19=(20)
8+23-12=(19)	12×3-15=(21)	22+9-18=(13)
4+17+8=(29)	13×2-16=(10)	18(+)8-14=12
9+15-8=(16)	16(÷)2+13=21	14+9+12=(35)
24(÷)4+3=9	28-13+8=(23)	19-7+14=(26)
4×6+11=(35)	26+5-12=(19)	18(-)15+8=11
8+15-6=(17)	28÷4+12=(19)	21+14+3=(38)
9-3+17=(23)	17-8+12=(21)	36÷2+11=(29)

6÷2+4×7-12=(19)	4×7-2×5+7=(25)
9+5×7-19=(25)	32-4×4+9=(25)
29-12÷3-7=(18)	17+16÷4-8=(13)
27÷9+5+12=(20)	14×2-9-7=(12)
7×4÷4+24=(31)	11×2+12÷3=(26)
5×3×2-24=(6)	36÷9×7-12=(16)

85페이지 해답 ▼

(16)+8=12×2	(11)+7=12+6	31+9-5=7×(5)
16(+)8=4×6	16(-)4=6+6	25-4=6(×)3+3
9+12=(13)+8	(13)+14=9×3	3×6+(3)=28-7
16+3=(25)-6	4(×)7=21+7	8(×)4-8=29-5
17-2=5(×)3	(45)÷5=3×3	17-4=4+(9)
8×4=12+(20)	15(-)4=9+2	(9)+8=21-4
13+8=(27)-6	16-9=(21)÷3	(13)+7=12+8
(36)÷4=18-9	23-6=(12)+5	12-6=(30)÷5
(32)÷2=4+12	(12)+6=13+5	4+2=(42)÷7
(26)-7=16+3	18-6=8(+)4	(5)+12=24-7
18(÷)3=14-8	18-7=(6)+5	18(-)6=5+7
3(×)6=12+6	18(-)6=5+7	9(+)14=5+18
(19)+13=4×8	2(×)9=12+6	7+12=11+(8)
(13)+8=9+12	4(+)9=18-5	22+14=8+(28)

3×6+21=19+(20)	4×21-12=84-(12)
12×1+36÷3=(24)	36÷9×3+11=(23)
21÷3+9=7+(9)	24÷4+13=32-(13)
3×5×2+14=14+(30)	36÷6×2+16=(28)
7+21÷3+2×4=(22)	5×4-8÷4+6=(24)
48÷4+2×3=(18)	21÷3+2×10=13+(14)

13일(회)　　월　　일

92페이지 해답 ▼

24÷6+7=(11)	8+12-13=(7)	12×3-11=(25)
9+12+3=(24)	28÷7+15=(19)	9+15+14=(38)
27-5-2=(20)	4×11-15=(29)	28-6-15=(7)
19+5-8=(16)	12+8+12=(32)	24-14+7=(17)
12×3-7=(29)	23(-)3-13=7	9+18-14=(13)
18÷2+7=(16)	12÷4+17=(20)	6+27+12=(45)
4×12-4=(44)	27(÷)3+14=23	9+26-18=(17)
24÷2×3= (36)	4+7+14=(25)	21(-)9+4=16
14÷2+16=(23)	18+12-8=(22)	15×2-14=(16)
32÷8+7=(11)	7+17-16=(8)	12(×)4-27=21
9+11+5=(25)	11(×)3-21=12	24-9+12=(27)
16(÷)2-4=4	24-14(+)7=17	26-6+14=(34)
6×5-15=(15)	11-6+14=(19)	18(-)12+3=9
9+14-7=(16)	28÷4+16=(23)	22+15-7=(30)

7+2×11-19=(10)	42-4×4-8=(18)
24÷3+8+16=(32)	13×3-8-17=(14)
32-12÷4-8=(21)	18+12÷4-4=(17)
5×2×3-24=(6)	36÷9×4-11=(5)
8÷4+4×5-12=(10)	5×6-4×5+7=(17)
7×4÷4+24=(31)	14×2+12÷3=(32)

93페이지 해답 ▼

8+12=4(×)5	(4)×5=12+8	18+(7)=27-2
18-5=8(+)5	8(+)8=23-7	17+(3)=14+6
24+3=3(×)9	21+6=9×(3)	3×2+(8)=16-2
25-4=3×(7)	24+4=4(×)7	(16)-7=18-9
7+7=19-(5)	42÷2=6+(15)	6×(4)=12+12
12÷4=(27)÷9	12(×)2=4×6	24÷4=(18)÷3
9+4=19-(6)	7×(4)=23+5	19-14=(40)÷8
(7)+17=6×4	21(÷)3=15-8	18÷6+3=(36)÷6
21(-)5=7+9	25-13=(4)+8	(6)+7=19-6
9(+)8=14+3	19-3=(10)+6	(36)-7=12+17
6(×)4=28-4	18(+)3=3×7	3×(6)=26-8
14+(14)=7×4	14×3=(23)+19	(16)+5=6+15
(17)+13=6×5	3(×)9=21+6	12+12=4(×)6
14(+)3=8+9	23(-)3=4×5	14+16=9+(21)

2×7+16=16+(14)	3×21-12=74-(23)
36÷4+4×3=(21)	20÷4+2×10=13+(12)
27÷3+9=6+(12)	24÷6+13=31-(14)
2×6×2+14=14+(24)	24÷8×4+12=(24)
9+24÷3+2×4=(25)	6×4-16÷4+6=(26)
11×2+32÷4=(30)	27÷9×3+11=(20)

14일(회)　　월　　일

98페이지 해답 ▼

2(×)7-11=3	11×4-16=(28)	17+4(-)13=8
17+8+7=(32)	18(÷)3+13=19	17+15-16=(16)
24÷4+5=(11)	19+18-14=(23)	21×2-19=(23)
9+12+8=(29)	11(×)4-18=26	27(÷)3+15=24
6+12-4=(14)	16+7-15=(8)	16+18+11=(45)
27(÷)3-2=7	18-12(+)3=9	24(-)9+17=32
5(×)7-16=19	13+14-12=(15)	14+12+13=(39)
17+14-5=(26)	28(÷)7+14=18	12+11-8=(15)
19-5+14=(28)	27(-)8-15=4	24÷(4)+16=22
7+13+4=(24)	24÷4+18=(24)	17+13+16=(46)
7×4-16=(12)	15+16-14=(17)	22-17+13=(18)
5×12-20=(40)	19-12+13=(20)	12(+)15-18=9
12+8+7=(27)	18+19-15=(22)	36(÷)12+6=9
12×2+7=(31)	36-9-13=(14)	12+14-17=(9)

28÷7+15+6=(25)	13×2-8-7=(11)
18+5×5-19=(24)	32-4×3+8=(28)
6×3÷3+21=(27)	13×2+12÷3=(30)
22-12÷4-7=(12)	17+16÷4-4=(17)
18÷2+4×3-12=(9)	11×2-3×5+6=(13)
2×6×3-24=(12)	42÷6×3-18=(3)

99페이지 해답 ▼

12×3=(22)+14	11(×)2=18+4	14+(12)=19+7
13+9=27-(5)	6×(6)=12×3	4×(4)+3=12+7
24-14=6(+)4	(42)÷6=14-7	14+15=(13)+16
12+13=9+(16)	(48)÷8=18÷3	28(-)14=16-2
22-7=5(×)3	13-5=18-(10)	(11)+17=12+16
13+15=4×(7)	15×2=(18)+12	(24)÷4+3=13-4
22-18=8(÷)2	27-14=(5)+8	(27)÷3=26-17
13×2=(6)+20	6×4=9+(15)	(16)÷4=10÷5+2
(20)÷5=8÷2	19-7=4+(8)	4×11+3=15+(32)
21-8=(9)÷3	11+(14)=17+8	17-6=(32)÷4+3
12+3=(30)÷2	4×(6)=21+3	6×4=15+(9)
(36)÷6=4+2	13+(9)=15+7	8×2+13=16+(13)
14(×)3=47-5	27-13=(8)+6	(6)+18=12×2
8×4=16+(16)	25-14=6+(5)	28-(10)=6×3

24÷12+2×3=(8)	27÷3+2×11=13+(18)
4×6+11=19+(16)	6×11-16=64-(14)
28÷4+9=7+(9)	24÷6+15=32-(13)
4×2×2+12=16+(12)	27÷9×4+14=(26)
11×3+32÷4=(41)	32÷4×3+11=(35)
8+24÷6+2×4=(20)	6×3-8÷2+6=(20)

15일(회) 월 일

104페이지 해답 ▼

24÷4+3=(9)	8+14-12=(10)	13×2-16=(10)
32÷4+6=(14)	2(×)12-16=8	12×2+16=(40)
9+12+4=(25)	12×4-18=(30)	14-9+16=(21)
5+15-6=(14)	16(+)5-13=8	16(+)4-13=7
16+4-8=(12)	25-12+6=(19)	18-9+17=(26)
7(×)4-21=7	14+4-12=(6)	16+14+3=(33)
8+15-4=(19)	28÷7+12=(16)	12+13+7=(32)
9-5+15=(19)	27(÷)9+14=17	24÷2+14=(26)
6+11+4=(21)	24÷6+15=(19)	7+14+14=(35)
7(+)9-11=5	8+12+14=(34)	12-8+13=(17)
22-9-6=(7)	3(×)11-24=9	27-8(-)12=7
14+4+7=(25)	16(+)7-14=9	19-16(+)8=11
11×2-7=(15)	24-7-11=(6)	9+18-13=(14)
9+4+16=(29)	9+16-12=(13)	14(×)3-15=27

18-12÷4-7=(8)	17+16÷4-14=(7)
4+5×9-19=(30)	28-4×4+18=(30)
32÷8+5+16=(25)	13×3-8-17=(14)
4×2×3-14=(10)	42÷7×4-12=(12)
9÷3+4×4-12=(7)	4×7-3×5+16=(29)
6×2÷3+24=(28)	12×2+18÷3=(30)

105페이지 해답 ▼

18÷3=12(-)6	3×(8)=16+8	12(+)6=24-6
12+13=8+(17)	(6)+3=18-9	6(×)5=9×3+3
12+16=(23)+5	11+(6)=12+5	9×3=16(+)11
12×3=(30)+6	18-(13)=15÷3	24(÷)4=15-9
4×4=25-(9)	18+6=(17)+7	3×6+(6)=4×6
8÷(2)=12-8	15-12=(18)÷6	7×4=14+(14)
(24)÷6=12-8	(11)+5=19-3	32-4=7×(4)
6×4=12+(12)	(28)÷4=16-9	27(-)21=24÷4
12+17=(10)+9	(28)÷7=16-12	12×3=6(×)6
17+(5)=28-6	26-(7)=5+14	4×4+2=28-(10)
15+21=6×(6)	19+12=13+(18)	6(×)4=29-5
24-8=2(×)8	21-17=(16)÷4	(16)+7=15+8
(3)×8=12+12	18(-)5=19-6	18+7=12+(13)
14+(10)=4×6	8(×)4=16+16	14+9=17+(6)

48÷4+9=7+(14)	32÷8+13=22-(5)
9+21÷3+3×4=(28)	11×3-8÷4+6=(37)
11×3+24÷3=(41)	36÷9×3+11=(23)
4×3×4+14=14+(48)	24÷3×4-16=(16)
3×6+21=19+(20)	2×11-16=14-(8)
44÷4+3×3=(20)	27÷3+2×11=13+(18)

16일(회)　　월　　일

110페이지 해답 ▼

8×4+11=(43)	12+6-13=(5)	12×2+15=(39)
12÷3+15=(19)	8(+)11-13=6	12+13+7=(32)
17+9-12=(14)	12+16-17=(11)	13-3+13=(23)
18÷2+6=(15)	32÷4+12=(20)	8+12+19=(39)
14+12+8=(34)	11×3+12=(45)	7+14-16=(5)
9(-)6+12=15	9+16-13=(12)	12×4-12=(36)
12×3+7=(43)	12+5(-)12=5	9+12-14=(7)
18(÷)3+5=11	17(+)4-8=13	13×4-16=(36)
14+15+9=(38)	18(÷)3+15=21	16(-)11+7=12
8+15+13=(36)	2×11+13=(35)	12÷4+13=(16)
12(÷)4+6=9	17+14-15=(16)	15×2+11=(41)
28÷4+5=(12)	19+15-18=(16)	12×2+12=(36)
14×2-13=(15)	18(+)14-12=20	26(-)22+3=7
6+16-14=(8)	28÷7+26=(30)	12+11-19=(4)

6÷2+6×5-12=(21)	12×2-3×5+16=(25)
18+5×2-18=(10)	49-13×3+8=(18)
27-12÷2-7=(14)	17+16÷4-14=(7)
36÷9+4+16=(24)	12×3-18-12=(6)
8×12÷6+24=(40)	11×2+18÷3=(28)
4×4×2-24=(8)	20÷5×4-12=(4)

111페이지 해답 ▼

(16)+7=14+9	15+(6)=17+4	3×8-6=12+(6)
12+(12)=4×6	28(-)16=4×3	4+12=7(×)3-5
12+16=5+(23)	12(×)3=19+17	13+(12)=19+6
18-2=12(+)4	7×(4)=32-4	2×8+(3)=12+7
8×4=14+(18)	15(×)2=17+13	7×3=(3)+18
2×11=(14)+8	36(÷)3=14-2	6×(3)+2=27-7
2×16=42-(10)	24÷(4)=14-8	(6)+17=7+16
14+12=7+(19)	15+7=(4)+18	(9)+8=23-6
18+(15)=11×3	29-14=5+(10)	14-5=(25)÷5+4
24÷3=9-(1)	17+(7)=15+9	14÷7+8=4+(6)
24-19=(25)÷5	12×(3)=18×2	13-7=(24)÷8+3
(16)÷4=12÷3	19+(3)=14+8	6+7=18-(5)
18×(2)=29+7	(30)+18=12×4	8-4+9=11+(2)
(5)+15=13+7	18+(14)=16×2	15+8=(26)-3

6×3+18=19+(17)	11×2-12=24-(14)
27÷3+18=7+(20)	28÷7+12=32-(16)
12×3+24÷3=(44)	32÷8×7+12=(40)
11×2-4+4=14+(8)	24÷6×11-36=(8)
36÷9+12×3=(40)	15÷3+12×3=13+(28)
7+25÷5+2×4=(20)	13×2-18÷3+6=(36)

17일(회) 월 일

116페이지 해답 ▼

8(+)8-12=4	3(×)12-28=8	12(+)12-17=7
18÷3+6=(12)	9(+)12-15=6	13×2+14=(50)
24÷4+8=(14)	7+12-17=(2)	13×2-19=(7)
7+12+7=(26)	13×3-19=(20)	28(÷)7+11=15
8+13-5=(16)	12+8-15=(5)	12+8+13=(33)
14+9-3=(20)	36(÷)9+15=19	15-7+16=(24)
8+7(-)12=3	11+12+3=(26)	21-16+(4)=9
8+16-8=(16)	24÷6+13=(17)	21-16+7=(12)
3+13(-)9=7	15(+)9-17=7	28(÷)14+6=8
6+13+6=(25)	21÷3+16=(23)	8+12+13=(33)
7(×)4-19=9	6+11+19=(36)	18(÷)6+12=15
11+7+3=(21)	4×3+14=(26)	9+14-12=(11)
9+8(-)11=6	8+17-13=(12)	11×3-13=(20)
4×11-5=(39)	12+6+12=(30)	6+14-14=(6)
18+5×3-12=(21)	26-4×3+18=(32)	
14÷2+3×4-16=(3)	3×9-3×7+7=(13)	
28-12÷4-7=(18)	14+16÷4-14=(4)	
28÷7+5+16=(25)	11×4-8-12=(24)	
6×5÷5+23=(29)	12×2+16÷4=(28)	
2×6×3-21=(15)	32÷4×4-12=(20)	

117페이지 해답 ▼

9÷(3)=6÷2	14÷2=(21)÷3	(18)÷6+2=11-6
4×7=(20)+8	18-12=(12)÷2	14-8=(14)÷7+4
3×12=17+(19)	15-(7)=24÷3	24÷6-2=(12)÷6
(12)÷4=11-8	(24)÷4=18÷3	15÷3-3=(16)÷8
16+(2)=9×2	18-2=12+(4)	(9)×2+6=18+6
(10)+14=4×6	21-7=(8)+6	(27)-7=12+8
3(×)4=19-7	6+15=3×(7)	(10)+6=19-3
4×(4)=19-3	18-3=10(+)5	8+(13)=16+5
7(+)7=12+2	(10)+11=15+6	11×2=16+(6)
(12)+6=3×6	24(-)6=12+6	12×2+8=8+(24)
9×(2)=6×3	8+(18)=13×2	12×3=(30)+6
(5)×4=12+8	(6)+18=4×6	9+12=7×(3)
8+12=(23)-3	6(+)18=8×3	8×(4)=29+3
18-6=3×(4)	6(+)6=16-4	27-15=4×(3)
3×12+11=17+(30)	14×2-12-8=24-(16)	
2×6×3+14=14+(36)	32÷8×3+16=(28)	
24÷4+13=7+(12)	21÷7+2+6=21-(10)	
42÷6+12×2=(31)	24÷4+2×10=13+(13)	
16×2+12÷3=(36)	18÷9×3+14=(20)	
8+15÷3+2×3=(19)	11×2-8÷4+6=(26)	

18일(회) 월 일

122페이지 해답 ▼

7(+)11-9=9	24÷3+12=(20)	16+14+8=(38)
3(×)7-15=6	18-9+16=(25)	24÷3+12=(20)
8+12+6=(26)	24(÷)2-4=8	6+12+16=(34)
8×4-22=(10)	4+12+16=(32)	18-8+13=(23)
26-5-8=(13)	3(×)11-28=5	21(+)2-15=8
18(÷)3+3=9	12+8+16=(36)	18-8+12=(22)
11×2-14=(8)	28-8-12=(8)	24(-)4-12=8
16÷2+12=(20)	8(×)3-17=7	6+16-17=(5)
13+13+4=(30)	4(+)12-5=11	12(×)3-27=9
9+9(-)12=6	6+12-11=(7)	12×2-12=(12)
2×12+4=(28)	15(+)6-17=4	9+13-16=(6)
24(÷)4+2=8	4+6+18=(28)	11(×)3-21=12
16+3+2=(21)	12÷2+14=(20)	18(-)5+6=19
8+2+15=(25)	2×12-16=(8)	18÷2+14=(23)

8+3×6-16=(10)	19-4×3+12=(19)
28÷7+5+11=(20)	3×11-8-13=(12)
21-12÷4-7=(11)	14+18÷3-4=(16)
3×6×2-26=(10)	16÷8×11-12=(10)
11×5÷5+24=(34)	12×2+18÷3=(30)
9÷3+4×6-24=(3)	3×6-3×4+16=(22)

123페이지 해답 ▼

9(×)2=25-7	17+(4)=12+9	17+6=21+8-(6)
16+4=(13)+7	4×(8)=19+13	4×6-(7)=12+5
13+6=(11)+8	6×(4)=16+8	4+(4)=16-8
15-3=2(×)6	15-8=21(÷)3	12+(11)=7+16
9+12=12+(9)	16-8=(32)÷4	14+(3)=19-2
18+6=4×(6)	21+12=3×(8)	11+(6)=9+8
6×3=27-(9)	24÷6=13(-)9	3×6+3=13+(8)
(4)×7=35-7	4×4=10(+)6	12-7=(15)÷5+2
12-6=(18)÷3	(21)÷7=14-11	16-13=(15)÷5
4×3=18(-)6	(24)÷4=3×2	3×4-3=(18)÷2
3×(6)=12+6	9+14=(7)+16	(5)+7=18-6
(12)+12=4×6	18+4=13+(9)	6×2+(3)=9+6
3×(8)=16+8	9+(8)=11+6	15+9=16+(8)
(7)+14=7×3	(12)+12=6×4	9+9=4×(4)+2

2×6×3+14=14+(36)	15÷3×2+16=(26)
3×2+21=19+(8)	3×11-12=44-(23)
6+24÷3+2×6=(26)	4×3-12÷4+7=(16)
27÷3+12=7+(14)	32÷4+18=32-(6)
12×3+18÷3=(42)	32÷4×3+11=(35)
24÷6+12×3=(40)	20÷5+2×12=14+(14)

19일(회) 월 일

130페이지 해답 ▼

5+13-2=(16)	26-14+6=(18)	18(-)7+14=25
4×3+16=(28)	16+6-12=(10)	12+12+3=(27)
18(÷)6+5=8	7+14(-)14=7	12×3-18=(18)
24÷4+9=(15)	9+23-16=(16)	12×3-19=(17)
3×12-4=(32)	15+8+17=(40)	3(×)11-13=20
28÷7×3= (12)	7+17+18=(42)	13×2-16=(20)
18(-)6-4=8	18(÷)9+9=11	12(+)8-7=13
8+15+2=(25)	2×12-13=(11)	12÷3+12=(16)
19+7+7=(33)	13×2-14=(22)	15-7+16=(24)
18(÷)3+2=8	12+5+13=(30)	20(-)14+2=8
11×3+9=(42)	24(-)8-11=5	4+12(-)12=4
36÷9+9=(13)	18÷2+11=(20)	16+7+14=(37)
18(÷)6+6=9	6(×)4-16=8	3×11-13=(20)
6(+)8-12=2	17+8-12=(13)	16(÷)4+8=12
3×2×11-36=(30)	24÷6×4-12=(4)	
18+2×4-19=(7)	32-4×6+8=(16)	
24-12÷4-7=(14)	17+12÷4-4=(16)	
25÷5+5+16=(26)	2×11-8-7=(7)	
6÷2+3×6-12=(9)	3×8-3×6+6=(12)	
4×4÷2+21=(29)	11×3+16÷4=(37)	

131페이지 해답 ▼

23-(7)=8×2	16-(8)=4×2	32÷2=18-(2)
7(×)3=14+7	16+(6)=15+7	8+12=(15)+5
8+8=12+(4)	5(×)6=22+8	3×6+(0)=21-3
4×3=16-(4)	4(+)6=16-6	2×(5)+4=17-3
17-4=8+(5)	11+(9)=5×4	5×3-7=15-(7)
9-2=13-(6)	(20)-6=18-4	3×4+(7)=16+3
17+6=13+(10)	3×6=(10)+8	(20)-6=17-3
3×4=19-(7)	18-4=(8)+6	(8)÷4+5=16-9
4×6=12+(12)	15+5=(23)-3	(18)÷6+3=14-8
(12)+6=12+6	18-4=6+(8)	25÷5+8=8+(5)
7×4=23(+)5	16(-)4=20-8	9+17=2×7+(12)
6×3=15+(3)	3(×)6=15+3	17+13=(18)+12
3×2=17-(11)	(24)÷4=15-9	16+18=(17)+17
24-(12)=4×3	18+3=7(×)3	22(+)6=15+13
12×3+12÷3=(40)	18÷9×11+11=(33)	
3×4+11=19+(4)	4×11-12=54-(22)	
2×2×2+14=14+(8)	33÷3×4+16=(60)	
24÷6+3×3=(13)	12÷3+2×13=13+(17)	
21÷7+9=7+(5)	24÷4+12=28-(10)	
7+20÷5+2×4=(19)	6×4-8÷2+16=(36)	

20일(회)　　월　　일

136페이지 해답 ▼

7×4-18=(10)	7+13+14=(34)	13(×)2-18=8
23-8(-)6=9	4×12-16=(32)	16+6-12=(10)
24÷3+5= (13)	6+27-18=(15)	13×3+6=(45)
17+14+5=(36)	24(÷)2-6=6	13+12-7=(18)
8(+)9-13=4	21÷7+12=(15)	11×2+18=(40)
12÷4+18=(21)	24(÷)12+7=9	4×8-13=(19)
12×2+8=(32)	19+7-13=(13)	8(+)13-15=6
18(÷)2-2=7	16÷2+13=(21)	8+13+12=(33)
8(×)3-15=9	6+14(-)16=4	24-15(-)6=3
6+4+14=(24)	9+17-12=(14)	13×3-29=(10)
2×12+3=(27)	16(+)4-17=3	9+14-12=(11)
12×3+9=(45)	2(×)12-16=8	12×2-18=(6)
11×4-9=(35)	9+12-17=(4)	12×4-18=(30)
4×6-16=(8)	21+5-19=(7)	14÷2+13=(20)

8+2×9-19=(7)	24-4×3+8=(20)
6×3÷3+21=(28)	12×3+12÷4=(39)
8÷2+3×5-12=(7)	3×4-3×3+6=(9)
28÷4+5+16=(28)	12×2-6-7=(11)
23-12÷4-7=(13)	7+24÷4-4=(9)
12×2×2-24=(24)	45÷9×3-12=(3)

137페이지 해답 ▼

17(-)4=8+5	3×(6)=12+6	4×6=3(×)4+12
12+(6)=9+9	6(+)6=18-6	15+15=9+(14)+7
4×5=14+(6)	(14)+14=4×7	19-6=3+(10)
3×7=(18)+3	(18)-7=15-4	11+7-(4)=19-5
3×8=4×(6)	13-4=(5)+4	(12)+10=6+16
16-4=2(×)6	14+5=14+(5)	13-8+(8)=6+7
2+12=7×(2)	16+8=9+(15)	6×3+(4)=17+5
8+(4)=17-5	19+8=(11)+16	18÷2+3=6+(6)
3×8=12+(12)	4×(2)=24÷3	17-3=(8)+6
4×6=(17)+7	18-(11)=21÷3	13-4=(10)÷2+4
11+(7)=9×2	(24)÷8=12-9	12-6=(20)÷5+2
12×(2)=6×4	16+5=7×(3)	3×3+(16)=18+7
(15)+4=12+7	18-6=4(+)8	(21)-6=12+3
3+24=9(×)3	9+15=(2)×12	(14)+3=11+6

11×2+15÷3=(27)	16÷2×3+11=(35)
3×6+12=19+(11)	2×11-12=24-(14)
16÷4+9=7+(6)	24÷6+13=22-(5)
2×6×2+14=14+(24)	12÷3×4+16=(32)
7+12÷3+2×4=(19)	6×2-8÷4+6=(16)
24÷6+2×3=(10)	18÷3+2×14=28+(6)

21일(회) 월 일

142페이지 해답 ▼

12÷3+6=(10)	4×11-24=(20)	16÷4+16=(20)
8÷2+12=(16)	2(×)11-16=6	12÷2+14=(20)
13×3-6=(33)	7+12-13=(6)	13×2-16=(10)
18÷6+4=(7)	28÷7+12=(16)	7(+)16-14=9
6(×)2-3=9	4×6-12=(12)	18+8-15=(11)
3(×)7-12=9	4+16-15=(5)	14×2-12=(16)
13(+)4-9=8	5+13-14=(4)	4(×)6-16=8
12÷4+7= (10)	6+24-13=(17)	16×2-12=(20)
17+4+5=(26)	18÷9+18=(20)	14+16-8=(22)
8(×)2-12=4	3×11-13=(20)	12÷3+14=(18)
3+12+4=(19)	13×3-19=(20)	21(÷)7+12=15
17+4-9=(12)	16+4-14=(6)	13+6+12=(31)
17+6-2=(21)	27-12+6=(21)	18(-)9+14=23
4×5-12=(8)	23+7-15=(15)	12+12+6=(30)

4×3×2-20=(4)	42÷7×2-12÷3=(8)
8+5×6-18=(20)	29-12×2+8=(13)
22-16÷4-7=(11)	17+16÷2-15=(10)
27÷3+11-12=(8)	12×4-18-7=(23)
8÷4+4×5-12=(10)	3×4-3×3+12=(15)
7×3÷3+13-6=(14)	12×2+18÷3=(30)

143페이지 해답 ▼

7×(4)=19+9	16(-)6=12-2	14+6=3×8-(4)
(12)+12=4×6	4(×)7=20+8	4+12=3+3+(10)
19-7=4(×)3	(6)+7=17-4	12+9+(3)=4×6
6+3=14(-)5	16(+)8=8×3	7+(10)=12×2-7
9+8=14+(3)	11+(10)=3×7	23-6-7=3+(7)
6×3=12(+)6	(25)-5=12+8	7×(2)+6=14+6
8×4=(20)+12	21-4=12+(5)	14+(6)=3×9-7
6-2=(16)÷4	5×6=16+(14)	4×(3)+3=22-7
(30)÷6=16-11	24-6=(10)+8	24÷6+6=17-(7)
19+5=6×(4)	4×(7)=17+11	3×8+6=17+(13)
9(×)2=9+9	16+(8)=3×8	24-15=(18)÷6+6
8+7=12+(3)	12+6=25-(7)	3×5+(6)=15+6
9(+)7=11+5	14+4=(15)+3	14-(5)+4=16-3
14+(8)=4+18	(13)+6=16+3	18+18=3×3×(4)

12×3+21÷3-13=(30)	36÷9×3+12÷4=(15)
3×6+22-12=18+(10)	4×2÷4+12=24-(10)
3×4×2+12=12+(24)	36÷3×2+16÷4=(28)
48÷4+2×4+5=(25)	21÷3+2×2×3=12+(7)
21÷3+8-4=7+(4)	24÷4+14÷2=23-(10)
7+21÷3-2×4=(6)	5×4×2-8÷2-16=(20)

22일(회)　　월　　일

148페이지 해답 ▼

9+9-11=(7)	3×12-16=(20)	16(÷)4+13=17
16(÷)4+3=7	8+11-12=(7)	13×2-16=(10)
17+3-7=(13)	14÷2(+)8=15	8+12-15=(5)
6×5-21=(9)	18+5-13=(10)	14(÷)2+12=19
12×2+6=(30)	19(-)4-11=4	6+18-14=(10)
12+2+7=(21)	6×6-16=(20)	8+15-16=(7)
3(×)7-15=6	7+12-13=(6)	17×2-14=(20)
2×11+5=(27)	17+9-17=(9)	7+12-14=(5)
21-5(-)8=8	3(×)12-6=30	19(+)6-9=16
12+8-4=(16)	11-9+18=(20)	16-12+8=(12)
11×3-8=(25)	24-6-13=(5)	9+14(-)15=8
16÷4(+)5=9	21(÷)7+13=16	7+19-16=(10)
4+4+12=(20)	9+11-12=(8)	12×4-28=(20)
3×12-6=(30)	18+4(-)8=14	4+13-14=(3)

28-12÷4-7-8=(10)	17+16÷8-18÷2=(10)
7×3÷3+2×6=(19)	11×3×2-12×3=(30)
8÷2+4×2-12÷3=(8)	3×7-3×5+16=(22)
27÷9+5+16÷4=(12)	12×2-12-6=(6)
8+5×2-18÷2=(9)	28-4×6+8÷2=(8)
4×2×2-24÷4=(10)	45÷5×2-12÷4=(15)

149페이지 해답 ▼

25-(10)=7+8	14+(10)=4×6	25-5=9+(7)+4
12+(6)=9×2	24-(4)=4×5	4×7-8=17+(3)
6+3=18(÷)2	(10)+18=4×7	2×4×(3)=29-5
4×4=12+(4)	13+8=7×(3)	(4)+18=6+16
16+8=8(×)3	5×4=(4)+16	(24)-12=21-9
19+(2)=3×7	12-8=(6)-2	7+(5)+5=9+8
12+6=6(×)3	24-12=7+(5)	4×4+(6)=14+8
9(+)4=15-2	19-7=2(×)6	18÷3+12=5+(13)
18÷3=4(+)2	24÷(4)=13-7	4(×)6-7=15+2
3×6=14+(4)	24÷(6)=2+2	3×7=3×4+(9)
(19)+6=16+9	18+8=(20)+6	8(-)4=16-12
12-(6)=8-2	13+5=24-(6)	8(×)3=12+12
12+(4)=9+7	15+13=(7)×4	8(÷)4=16-14
(14)+9=7+16	17+(4)=14+7	12-3=(9)÷3+6

12×2+24÷3-8=(24)	36÷4×2+12÷6=(20)
3×9-21÷3=15+(5)	4×2×3-12=24-(12)
21÷3+6×3=7+(18)	24÷6+12×2=32-(4)
3×5×2-15=12+(3)	21÷3×2+16÷4=(18)
8+21÷7+12×2=(35)	6×4-8×2+8=(16)
32÷4×2-3×2=(10)	21÷7×2×3=13+(5)

23일(회) 월 일

154페이지 해답 ▼

6+12-8=(10)	27÷3(+)9=18	21(-)8+4=17
18(÷)6+4=7	12+4+18=(34)	3×8-14-=(10)
26-6-8=(12)	3×12+14=(50)	26-3-13=(10)
15-5+8=(18)	12+6+12=(30)	14(-)4+7=17
11×3-9=(24)	28(-)8-13=7	9+11-14=(6)
18÷9(+)4=6	16(÷)8+9=11	17+3-12=(8)
14÷2+12=(19)	12+8-16=(4)	12×3-16=(10)
6×3-4=(14)	14+8-14=(8)	17+8-15=(10)
12÷2(-)4=2	18+2-18=(2)	7+18-17=(8)
11+8-6=(13)	3(×)6-12=6	18+7-13=(12)
3+16+7=(26)	14+8-12=(10)	12(×)2-11=13
4×4-4=(12)	12(÷)2+4=10	7(+)15-18=4
18×2+4=(40)	4+16-15=(5)	12×2-14=(10)
3+14+6=(23)	2×12-18=(6)	18÷6+13=(16)

18-5×2+13=(21)	12+4×3-8÷2=(20)
16÷2+4×3-12=(8)	2×6-3×3+6=(9)
26-12÷3×4=(10)	17+16÷4-14=(7)
27÷3+15-16=(8)	12×2-12-6÷3=(10)
8×3÷2+24÷6=(16)	11×3-12-13=(8)
4×6÷2+18÷3=(18)	18÷9×4+12÷3=(12)

155페이지 해답 ▼

12+(9)=9+12	16+(4)=14+6	12+8=3×(4)+8
16+(8)=8×3	22-(7)=8+7	16+7=4×4+(7)
15(+)4=5+14	(21)-2=12+7	3×6=12+(4)+2
9+6=12+(3)	16+(3)=11+8	7×4-8=14+(6)
7×2=(2)+12	(7)+8=21-6	16+(4)=28-8
12(+)9=3×7	5×5=16+(9)	16+6-(5)=9+8
(15)÷3=8-3	4×7=(16)+12	3(×)7-6=12+3
13-9=(20)÷5	22-6=8+(8)	3×(4)+5=12+5
2+2=(24)÷6	24÷(6)=11-7	16-8=(18)÷9+6
11-8=(6)÷2	(9)÷3=12-9	14-7=(16)÷4+3
3(×)7=12+9	6+8=18-(4)	5×2+(10)=12+8
14(-)2=9+3	9+4=21-(8)	7+(5)+4=12+4
11(+)6=9+8	18-6=(16)-4	5×3+(3)=6+12
18+(6)=3×8	15+(10)=16+9	13+5=3×4+(6)

6×2+12-8=12+(4)	4×2×3-12=24-(12)
3×4×3-16=12+(8)	36÷3×2+6=6×(5)
21÷3+9÷3+9=7+(12)	24÷4+12÷4=12-(3)
24÷4×2×3=4×(9)	18÷6+2×13=19+(10)
12×2+42÷7=5×(6)	36÷4+3×2+11=(26)
7-21÷3+12×2=(24)	5×4-3×4+6=2×(7)

24일(회) 월 일

160페이지 해답 ▼

14+6-11=(9)	4+18-14=(8)	17-8(+)8=17
22-12-6=(4)	2×12-13=(11)	24(÷)4+9=15
12+8+3=(23)	12+6(-)12=6	22-12+4=(14)
4×4+(4)=20	16(+)8-17=7	13×2-13=(13)
3×11-9=(24)	14+12+3=(29)	17+8(-)5=20
18(÷)3+3=9	16+2-14=(4)	12×3-14=(22)
17+3+4=(24)	18÷6+13=(16)	12+12-8=(16)
8(+)8-12=4	2×11-18=(4)	12÷3(+)12=16
7(×)3-16=5	12×2(-)8=16	13+8-14=(7)
16+7+4=(27)	14×2-18=(10)	24-18+8=(14)
14+6+2=(22)	2+16+14=(32)	16(-)12+4=8
12×2-8=(16)	24-7-12=(5)	17+6-15=(8)
7+3+14=(24)	13+8-16=(5)	16(+)2-7=11
18÷3+8=(14)	18+2-15=(5)	7×2-12=(2)

8+5×4-18=3+(7)	29-4×6+8=6+(7)
2×6×2-24÷2=(12)	45÷9×3-12÷4=(12)
24-12÷4×6=(6)	16+16÷4-5=5×(3)
21÷7+5+12=12+(8)	12×3-16-2=6×(3)
7×3÷3+2=14-(5)	12×2+12÷3=14+(14)
8÷2+4×3-12=2×(2)	3×4-3×3+6=14-(5)

161페이지 해답 ▼

6(×)3=9+9	17+(4)=14+7	12+8=4×(4)+4
3×8=18+(6)	(10)+17=3×9	18-(7)=3×6-7
4×4=(10)+6	14+(10)=3×8	(24)÷6+6=18-8
14+7=(12)+9	(12)÷3=13-9	(16)÷8+4=14-8
7-3=(32)÷8	12-8=(8)÷2	13-(4)=3×6-9
4+3=(21)÷3	12-9=(12)÷4	3×3+(7)=10+6
(16)÷4=2+2	22-8=9+(5)	7+3+(5)=21-6
6-2=(12)÷3	24-(8)=7+9	13+4=20-9+(6)
8×4=12+(20)	(15)÷3=2+3	14+12=6×2+(14)
14+(10)=6×4	(20)÷4=14-9	14-8=(15)÷5+3
2×(9)=9+9	3×(4)=17-5	3×7-(5)=18-2
17+(10)=9×3	17+6=(20)+3	4×3+(8)=8+12
5×(3)=13+2	16-6=(15)-5	16+(15)=6+25
18-(8)=4+6	18-(7)=6+5	8×3=8+(10)+6

3×2×2+16=14+(14)	3×6÷3×4+16=8×(5)
3×7+21÷7=18+(6)	4×21÷7+12=14+(10)
7+21÷7+2×4=3×(6)	2×4-8÷4+6=4×(3)
21÷3+9÷3=7+(3)	24÷4×3+12=36-(6)
12×4+12÷6=40+(10)	36÷9×2+12=4×(5)
48÷4+2×4=4×(5)	21÷3+2×2×2=10+(5)

25일(회) 월 일

168페이지 해답 ▼

18(÷)2-6=3	13-6+13=(20)	12×2-12=(12)
14+2+4=(20)	18(÷)6+9=12	14+16-8=(22)
2(×)9-13=5	16÷8+16=(18)	21-8(-)2=11
13+8+3=(24)	3(+)14-4=13	12÷6+18=(20)
16÷2(÷)2=4	8+12-16=(4)	13×3-19=(20)
6(+)2+9=17	15×2-12=(18)	18(-)3-2=13
11+5+4=(20)	3×6(-)12=6	3+17-12=(8)
7(+)4+2=13	19+3-12=(10)	13×2-16=(10)
8×2-12=(4)	13+8-16=(5)	12(÷)6+9=11
7(×)3-9=12	19+4-13=(10)	11×2-16=(6)
2×12-4=(20)	15+4-16=(3)	8+12-14=(6)
12+8-6=(14)	8+12-14=(6)	12×2(-)16=8
11×2-6=(16)	8+12-16=(4)	11×3-18=(15)
12÷3+6=(10)	12+8-14=(6)	12×2-13=(11)

2×2×3-24÷3=(4)	42÷7×4-12=3+(9)
8+2×6-12=2×(4)	28÷4+4×3-8=(11)
28-12×2+4+2=(10)	6+16÷4+14=6×(4)
12÷6+5+6=7+(20)	12×2-3×3-7=(8)
8÷2+4×4-12=(8)	3×4-3×2+6=2×(6)
4×4÷2+12=4×(5)	12×3-12×2=6×(2)

169페이지 해답 ▼

7×(3)=12+9	18(-)8=7+3	11+19=4×6+(6)
8×3=18+(6)	12+(4)=11+5	6×3-(3)=18-3
6+6=21-(9)	(2)×8=12+4	6+(8)+8=4+18
5×3=8+(7)	21-6=(8)+7	4×(4)+3=8+11
8+4=18(-)6	12-6=(18)÷3	14+(4)+6=4×6
(7)×2=8+6	16-4=5+(7)	16-7=(16)÷4+5
18÷2=12-(3)	24(÷)4=12-6	14-4=12÷4+(7)
4×6=18+(6)	4×(4)=12+4	12+4=(8)÷2+12
3×6=(9)×2	(2)×11=17+5	12×2=6+12+(6)
9+5=19-(5)	8+8=12+(4)	4×4-(6)=12-2
9(+)6=11+4	14+3=7+(10)	8+(4)=3×6-6
8(-)2=12-6	20-(7)=7+6	4(÷)2+12=7+7
5×(6)=23+7	11×3=23+(10)	12÷6×(6)=16-4
8(+)8=3+13	8+(16)=12×2	12+3=12-(5)+8

12×2×2-16÷2=(40)	32÷8×3+11=11+(12)
3×3+21÷7=19-(7)	2×22-12×2=24-(4)
3×6×2-16=14+(6)	16÷2÷4+18=4×(5)
16÷4+2×3=2×(5)	12÷3×2+18=12+(14)
21÷3+9÷3=6+(4)	18÷6+13=22-(6)
6+21÷3+2×4=3×(7)	2×4×3-14+6=(16)

26일(회) 월 일

174페이지 해답 ▼

18÷3+12=(18)	12(÷)4+8=11	16×2-15=(17)
12(÷)3+2=6	3(×)6-6=12	16(÷)2+4=12
16÷4+8=(12)	14+2+16=(32)	13×2-13=(13)
12÷2+6=(12)	6+12-15=(3)	13×2-18=(8)
2×11-8=(14)	12+8+13=(33)	8+12-15=(5)
12(÷)6+7=9	3+2(+)8=13	12×3-18=(18)
13+4+6=(23)	16÷2+13=(21)	16(-)11+7=12
3+3+14=(20)	13×3(-)30=9	13-8+12=(17)
6+12-5=(13)	18÷6+16=(19)	12+5-13=(4)
12+3-8=(7)	24-12+7=(19)	14(-)8+8=14
4(-)2+4=6	12(÷)6+12=14	16+12-6=(22)
2+14-7=(9)	21÷3+11=(18)	21(÷)3+9=16
9(×)2-14=4	11-8+12=(15)	15×2-13=(17)
15+5-8=(12)	24-16+3=(11)	16-8+12=(20)

18-12÷4-7=4+(4)	4×2+16÷4-4=(8)
6×3÷3+14=5×(4)	12×3-11×3+3=(6)
8÷4+4×3-12=(2)	3×7-3×6+6=(9)
28÷7+6+16÷2=(18)	12×2-8-6=5+(5)
8+3×3-12÷3=(13)	24-4×3+8=4×(5)
4×2×2-14=14-(12)	45÷9×2+12=12+(10)

175페이지 해답 ▼

12+(4)=8+8	21÷3=14÷(2)	16+4=12-2+(10)
6×(2)=6+6	11+(7)=12+6	4×4-5=16-(5)
12÷4=8-(5)	3(+)6=12-3	8+3+(3)=16-2
7×4=18+(10)	(3)×7=13+8	12+8=5×2+(10)
5×4=16+(4)	12+(4)=19-3	5×5-(5)=24-4
6+11=(8)+9	4×6=(12)+12	(6)+6=3×6-6
6+6=18-(6)	20-7=10+(3)	7×3-(5)=4+12
6×3=12+(6)	12-6=(18)÷3	7×(2)+7=15+6
(16)÷4=12-8	12-8=(12)÷3	18-14=(8)÷4+2
8×2=12+(4)	(12)÷6=10÷5	12-6=(14)÷7+4
3×6=12+(6)	14-(2)=8+4	2×12=(12)+12
(24)÷8=11-8	(5)+3=14-6	3×2×2=2+(10)
10+(7)=9+8	9+11=(15)+5	18-2=4×(3)+4
(2)+12=7+7	6(+)7=2+11	13+5=3×5+(3)

12×2+12÷3=21+(7)	4×3+6×3-16=(14)
3×4+2×3=12+(6)	2×21-32=14-(4)
21÷3+9÷3=7+(3)	24÷4+16÷4=2×(5)
3×7-4×4=21-(16)	36÷3×2+6=6×(5)
12+21÷3+2×4=(27)	5×4-8÷4-8=(10)
48÷4+2×3=12+(6)	21÷3-2×2=13-(10)

27일(회) 월 일

180페이지 해답 ▼

12(÷)4+5=8	24÷6+13=(17)	13(+)9-14=8
11+9-8=(12)	4×6-15=(9)	17+8-14=(11)
4(×)4-12=4	3×8(-)16=8	12+12+3=(27)
18+2-9=(11)	21÷3+12=(19)	12(-)4+5=13
9-6+12=(15)	15-6+13=(22)	24÷3+12=(20)
14+2-6=(10)	24(÷)3+4=12	4(×)7-12=16
5×4-14=(6)	13+7+12=(32)	12-6+11=(17)
14-8(+)2=8	2×12-12=(12)	13-3+12=(22)
16÷4+8=(12)	4+12-14=(2)	13×2-14=(12)
7+13-6=(14)	14(+)3-4=13	19-9+15=(25)
3(×)6-12=6	14-8+12=(18)	16÷2+13=(21)
14+6-8=(12)	12(÷)2+7=13	3(×)8-12=12
5×4-12=(8)	8+12(-)12=8	16-8+12=(20)
19-4(-)6=9	2×11-13=(9)	13-6+13=(20)

18-5×2-8÷4=(6)	26-4×4+8=8+(10)
8÷2+4×3-10=(6)	3×7-3×6+12=12+(3)
2×4-12÷3+8=(12)	7+16÷4-14÷2=(4)
21÷7+5+6=7+(7)	12×2-8+7=13+(10)
2×3×3-12=18-(12)	12×3+12×2=6×(10)
2×6×2-12=6+(6)	24÷8×4+12=6×(4)

181페이지 해답 ▼

(8)+8=4×4	12+(8)=14+6	14-2=2×3+(6)
9+12=(13)+8	(5)+15=9+11	16(÷)4+8=8+4
12-8=(24)÷6	26-(10)=9+7	16(-)4-2=14-4
13-8=(15)÷3	(6)+14=13+7	16-2=6+4+(4)
2×2=(12)÷3	19-(6)=18-5	2×7+(8)=14+8
6+(10)=4+12	(12)÷3=12-8	3×6-(7)=19-8
3×6=12+(6)	15-5=4+(6)	4×3+(5)=21-4
4×4=12+(4)	12×3=6×(6)	5×3+4=14+(5)
8×3=(12)+12	(12)÷4=12-9	5×3-5=(16)-6
(10)+14=4×6	(18)-6=4×3	4×5=3×5+(5)
21-(11)=7+3	18-4=11+(3)	11+(8)=12+7
9+(18)=9×3	14+8=(18)+4	3×7-(5)=12+4
13-(7)=2+4	6×3=12+(6)	7+7+(7)=17+4
(13)+6=7+12	14+(10)=12×2	4×6=14×2-(4)

3×2+14-8=19-(7)	2×21-12-2=2×(14)
3×4×2-14=14-(4)	36÷3×3-16=4×(5)
2×6÷3+6=7+(3)	24÷6+12÷3=4+(4)
18÷3+2×3=18-(6)	21÷3+13-6=7+(7)
12×3-12-12=(12)	3×6÷2×3-17=(10)
7×2+13-2×6=3×(5)	5×4-8÷2-6=2×(5)

28일(회) 월 일

186페이지 해답 ▼

12(÷)6+3=5	19-15+5=(9)	16-8+12=(20)
2×11-8=(14)	14+6+12=(32)	4+16-13=(7)
8(+)8-12=4	13-6+11=(18)	24(÷)2+5=17
15+2+3=(20)	12÷4+12=(15)	7+13+12=(32)
18-5-5=(8)	2×13-14=(12)	16(+)3-8=11
13+7-6=(14)	14(+)8-14=8	14+6-12=(8)
16+6-8=(14)	18-13+4=(9)	14-8+13=(19)
4(×)3-3=9	20(÷)5+4=8	14-12+3=(5)
3+16+6=(25)	9+11-15=(5)	13×2-16=(10)
7+7-12=(2)	12+5-13=(4)	13-11+8=(10)
17-7+6=(16)	18-6+14=(26)	11×2-14=(8)
2×8-12=(4)	12÷4+17=(20)	19-9+12=(22)
12÷2+8=(14)	11×2+13=(35)	21-11+8=(18)
24÷4-3=(3)	9+16-17=(8)	16+4-14=(6)

8+5×3-14=3+(6)	21-3×3+8=5×(4)
2×5×2-12=12-(4)	28÷7×2+12=15+(5)
28÷4-12÷4+7=(11)	12+16÷2-4=12+(4)
24÷3+2+16=6+(20)	12×4-18-2=20+(8)
7×3-6+5=5×(4)	12×2-12+3=(15)
4÷2+4×6-16=(10)	2×7-3×4+6=(8)

187페이지 해답 ▼

3(×)4=18-6	12+(10)=13+9	4×4+4=4×(5)
19(-)5=7+7	18-(6)=7+5	8+12=4×4+(4)
8+8=12(+)4	6×3=12+(6)	9×3(-)7=13+7
5+4=18(÷)2	15+(3)=9+9	8×3=12+8+(4)
6×3=12+(6)	(14)+8=11×2	23-3-8=8+(4)
12+8=(13)+7	6+(6)=18-6	2×6-(6)=11-5
4×6=14+(10)	14-7=(4)+3	15(-)9=3×2
6-2=(12)÷3	2×6=24-(12)	2×3(+)3=6+3
11-8=(18)÷6	18-9=13-(4)	(20)÷4=12-7
4×4=13+(3)	11+(5)=4×4	3×2-4=(10)÷5
4×5=(5)+15	(18)÷6=9-6	4×2-3=(10)÷2
14+(4)=9+9	3×4=18-(6)	12+(8)=13+7
16+(4)=4×5	12+(4)=8+8	(2)×24÷8=9-3
3×(8)=16+8	16-5=(5)+6	20-(8)=3×4

2×7+11=14+(11)	12×2-12=4×(3)
21÷7×6=12+(6)	24÷6+16=12+(8)
2×2+12÷3=18-(10)	36÷4-3+11=(17)
3×5×2-14=14+(2)	12÷3×4+14=6×(5)
24÷4+2×3=6+(6)	18÷3+2×4=12+(2)
16+12÷3+2×4=(28)	4×4-8+4+6=(18)

29일(회)　　월　　일

192페이지 해답 ▼

3+12+3=(18)	12×2-4=(20)	12-8+14=(18)
3+14-6=(11)	14+6-16=(4)	13+6-12=(7)
24-14+7=(17)	18-8+11=(21)	14×2-18=(10)
14+3+7=(24)	16÷2+14=(22)	14(+)3-9=8
7+7(-)8=6	2(×)8-13=3	18÷6+12=(15)
16÷4+6=(10)	7+13-12=(8)	15(-)3-5=7
5(×)3-8=7	8+12-16=(4)	13×2-16=(10)
7×2+16=(30)	21(÷)3+6=13	14+6+3=(23)
4+16-8=(12)	18÷3+15=(21)	24(÷)2-4=8
9-6+13=(16)	22-8+16=(30)	24÷4+12=(18)
7×4-18=(10)	8+12-17=(3)	15-8+13=(20)
18(-)6-3=9	2(×)12-16=8	17-7+12=(22)
16-4+3=(15)	16-8+18=(26)	14(-)11+4=7
11×3-7=(26)	26-6-14=(6)	8+12-17=(3)
6÷2+4×6-14=(13)	3×6-3×5+6=6+(3)	
28-5×4-8÷2=(4)	24-4×4+8=8+(8)	
6×2÷3+16=5×(4)	12×3+12÷3=8×(5)	
21-16÷4-7=5×(2)	7+16÷2-4=4+(7)	
24÷8+5+12=4×(5)	12×2-8-8=2×(4)	
4×4×2-22=2+(8)	45÷9×2×2=12+(8)	

193페이지 해답 ▼

6(×)3=12+6	13-(7)=3+3	2×8-2=12+(2)
12(+)6=2×9	18-(6)=4×3	16+4=4×2+(12)
16+8=(4)×6	(8)×2=4×4	6×2+(6)=12+6
9+3=18-(6)	12+(3)=7+8	3×6=4+11+(3)
8-5=(15)÷5	12-3=3(×)3	(20)+12=16×2
4×6=17+(7)	8+4=18-(6)	7×3+(4)=18+7
14(-)2=6+6	19-8=6+(5)	3+6=(15)÷5+6
18+3=11+(10)	12(÷)2=2×3	5×4-(8)=20-8
5×4=14+(6)	(16)÷4=12-8	3×(4)+8=12+8
15-(7)=2×4	18+(4)=11×2	21÷3+8=3(×)5
3×6=12+(6)	5×(4)=13+7	6×2(+)8=14+6
18-(8)=3+7	12+4=21-(5)	6(×)2+8=15+5
3(×)6=11+7	9+11=(14)+6	3+5+(13)=7+14
(13)+5=4+14	12+8=(5)×4	6+(3)+4=20-7
28÷4+2×6=7+(12)	6÷3×2×4=13+(3)	
3×4+11=16+(7)	4×6-12=24-(12)	
18÷3+9=6+(9)	24÷6+16=24-(4)	
3×2×3+14=14+(18)	16÷8×4+12=4×(6)	
12×2-12÷3=(20)	36÷9×3-8=(4)	
13+21÷3+2×4=(28)	5×3-18÷2+6=(12)	

30일(회)　월　일

198페이지 해답 ▼

16(÷)2-5=3	12÷4(+)8=11	12+12-9=(15)
18-6-8=(4)	2×12-15=(9)	13+4-12=(5)
16(÷)4+3=7	13+7+14=(34)	16-4-7=(5)
11×2-7=(15)	14-7(-)3=4	3+16-13=(6)
12÷6+7=(9)	9+15-19=(5)	13(+)2-12=3
7+13+5=(25)	13×2-16=(10)	17-7+15=(25)
2(×)9-3=15	16+4-17=(3)	14-8+14=(20)
4×3+12=(24)	11(×)2-8=14	11+12+4=(27)
6+6(-)9=3	18÷6+16=(19)	12-4(+)8=16
8-4+13=(17)	19-8+4=(15)	14÷2+13=(20)
3+12+6=(21)	21÷3+12=(19)	8+12+14=(34)
2×9-12=(6)	3(×)6-5=13	12(+)8-3=17
16÷4+4=(8)	18÷9+18=(20)	7+13+12=(32)
4+6+13=(23)	6+14-16=(4)	11×2-15=(7)

8÷2+4×4-12=(8)	3×7-3×6+13=(16)
8+5×2-12=12-(6)	29-4×5+6=5×(3)
21÷7×5+16=11+(20)	12×2-8-6=5×(2)
4÷2×6×2-12=(12)	32÷8×4-12=12-(8)
18-12÷4-7=12-(4)	12+16÷2-14÷2=(13)
7×2÷2+13=4×(5)	12×2+12÷3=4×(7)

199페이지 해답 ▼

12(+)6=9×2	16+(6)=14+8	21-3=3(×)6
16(-)4=3×4	19(-)4=5×3	8+11=9+(10)
3+3=18(÷)3	13(+)3=18-2	6×2(+)6=18
3×5=11+(4)	(6)×3=15+3	7(×)2+8=22
6+9=(9)+6	14+(4)=12+6	16(-)2-7=7
6×2=3+(9)	13+8=3(×)7	16+(8)=12×2
6-2=(12)÷3	12-8=(16)÷4	2×(4)+8=16
4-2=(8)÷4	12-9=(21)÷7	8×(3)-9=15
4×4=12+(4)	6×3=12+(6)	7+3+(7)=17
(2)×12=4×6	12+6=3×(6)	15-13=(10)÷5
7×3=12+(9)	(14)+6=16+4	12-9=(21)÷7
2+2=(16)÷4	3(×)6=12+6	11×2-8=12+(2)
17(-)6=11	16-4=6(+)6	19-(3)=5+11
18(÷)2=3×3	12+8=13+(7)	24(÷)2-6=6

18÷3+14÷2=7+(6)	12÷4×11=23+(10)
7+21÷7+3×4=(22)	2×4-8÷2+16=(20)
12×2+12÷2=5×(6)	3×9÷3+11=4×(5)
3×3×2-14=13-(9)	14÷7×4+16=12+(12)
3×2+14÷2=9+(4)	20÷5×2=14-(6)
12÷4+2×6=8+(7)	21÷7×2×4=14+(10)